知的生きかた文庫

繊細でもラククラク！
1週間でおなか・胃腸はスッキリ強くなる

板倉弘重

三笠書房

はじめに

原因不明のおなかのトラブルも、胃腸リセットでスッキリ改善！

「おなかのトラブル」ほど、辛いものはありません。
おなかが丈夫な人には、理解できないしんどさでしょう。

- 原因はよくわからないが、月に1、2回以上、下痢か便秘を繰り返す。
- 急におなかがギュルギュルと鳴って、トイレに駆け込みたくなる。
- 排便すると、腹痛がケロッと治る。
- 食後や会議前など、定期的にキリキリと刺すような痛みに襲われる。
- 便秘で下腹がパンパンに張って苦しい。仕方なく下剤を飲んでいる。
- ゲップやおならが止まらない。食欲がない。
- ときどき吐き気がする。

・**胸がムカムカして、口にすっぱい液や、苦い液が込み上げてくることがある。**

まるで、おなかの中に悪魔がいるように感じる人もいるでしょう。**すがる思いで病院の検査を受けても、「異常なし」「しばらく安静にしてみましょう」**と言われ、様子を見ると数日で回復しますが、しばらくすると繰り返します。

中には、「会議中に毎回おなかが痛くなるなんて、恥ずかしくて言えない」「少しくらいの痛みは誰にでもあるだろう」と、あきらめている人もいます。

なぜ、おなかのトラブルは原因がよくわからず、繰り返すのでしょう。

原因のひとつは、「おなか」という言葉の曖昧さにあります。

ひと口におなかといっても、**食道、胃、十二指腸、小腸、大腸、直腸**など、いろいろな部位があります。

そして、**「問題のある場所」と「痛みの出る場所」は、必ずしも一致しません。**

こんなことがあれば要注意！

おならの増加

腹痛

体重の急な増減

胸やけ吐き気

胃散の逆流

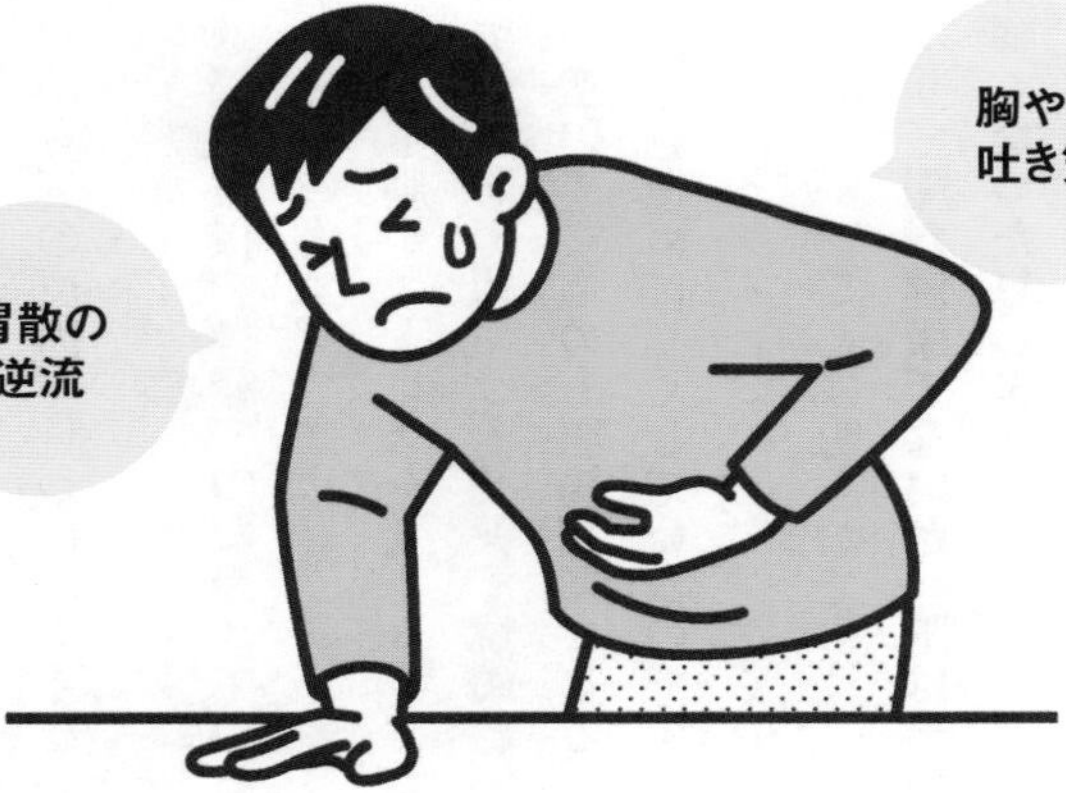

下痢・便秘

おなかの張り

おなかがゴロゴロ

ゲップが出るから胃が悪いのかと思っていたら、小腸に問題があったというケースは多くあります。だから真の原因が見つけにくくなってしまうのです。

原因の2つめは、**腸は脳と直接、神経でつながっている特殊な器官だからです**。これを**「脳腸相関」**といいます。

たとえば、極度に緊張して脳がストレスを覚えると、おなかが痛くなるのはまさに脳腸相関のためです。**お寿司やラーメン、焼肉といった大好物を頭に浮かべると、急におなかが空いてくる**のも脳腸相関によるもの。

これがいっそう、原因を見極めにくくしているのです。**よく気を使う人や、強いストレスを日常的に受けている人、くよくよしがちな繊細な人に、胃腸の不調が多い**ことは明らかです。

そして、逆もまた真なりで**腸が健康でないと、脳はその影響を受け、人はイライラしたり不安感が強くなったりします。**

原因不明の「おなかの不調」を改善し、自分に合った食べ物を選び、適切な治療を受けるには、こうした「おなか」全体の仕組みを知ることが必須です。

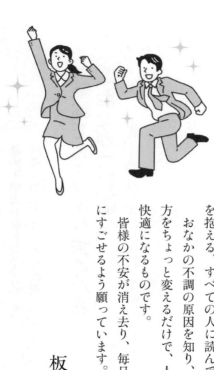

本書は、胃、小腸、大腸、十二指腸、食道や口内まで、消化にかかわるさまざまな病気や、健康を保つ基本知識を紹介するもので、人知れずおなかの悩みを抱える、すべての人に読んでほしい一冊です。

おなかの不調の原因を知り、食べ方や、休み方をちょっと変えるだけで、人生はずいぶんと快適になるものです。

皆様の不安が消え去り、毎日を安心して快適にすごせるよう願っています。

板倉　弘重

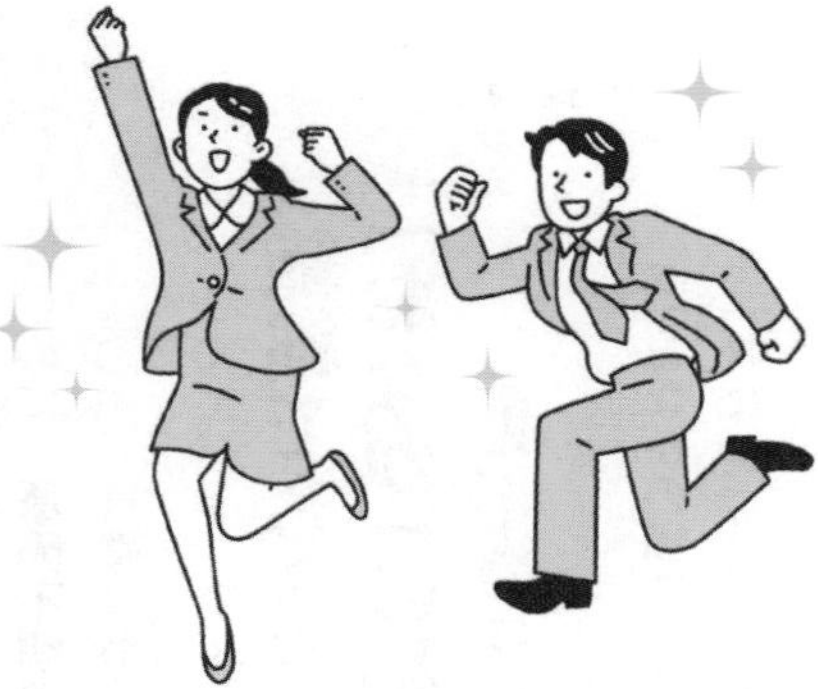

目次

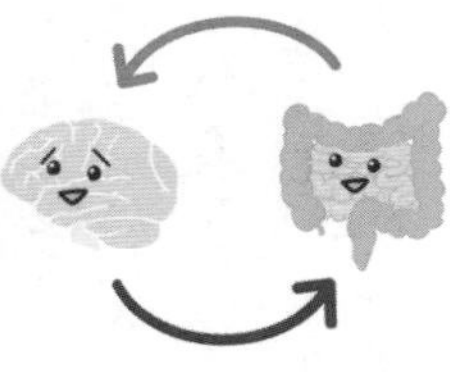

第1章 眠れないほど面白い「腸」の話
——若返り、ポジティブメンタル、全身の不調改善のヒントがここに！

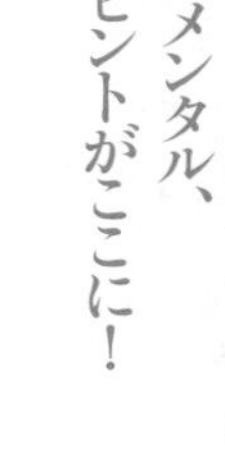

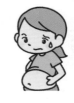

第2章 異常ナシなのに腹痛に襲われるなら「過敏性腸症候群（IBS）」かも？ 大腸

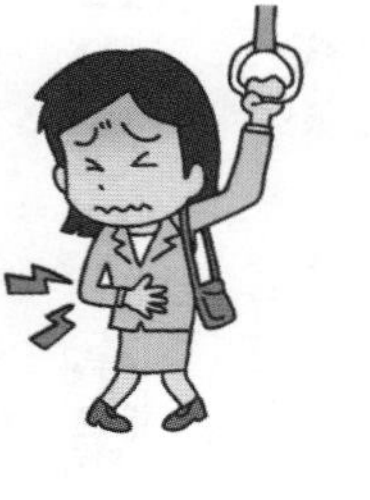

第3章

異常ナシなのに腹痛に襲われるなら

「SIBO（小腸内細菌異常増殖症）」かも？ 小腸

第4章 過敏性腸症候群とSIBOに「FODMAP食事療法」

——医師の指導のもとで行なおう！

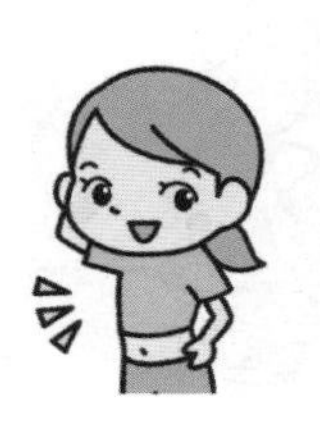

第5章

1週間でおなかスッキリ「胃・食道・十二指腸」の話

――逆流を防いで病気にならない！

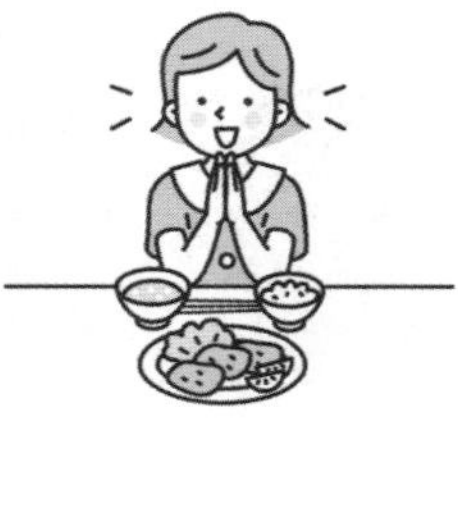

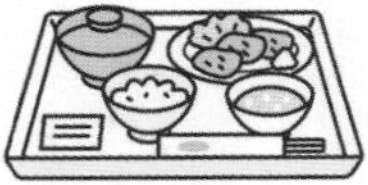

第6章

どんなおなかも超元気になる！「食べ方、運動、生活習慣」

——過敏性腸症候群とSIBOの人は、FODMAP食事療法のあとにはじめよう

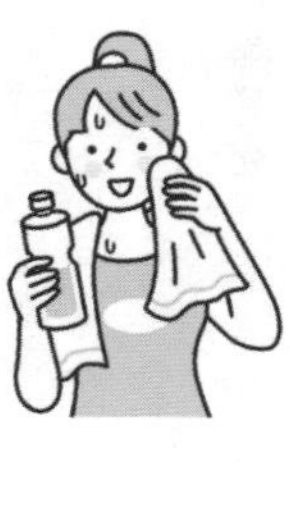

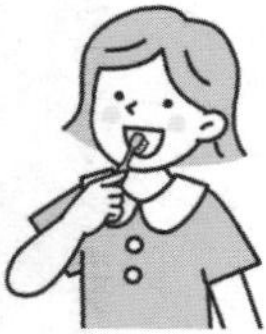

編集協力　中川賀央／コパニカス
本文デザイン　下舘洋子
本文イラスト　BIKKE

プロローグ

繊細でもスッキリ強くなる「おなか」の秘密

――太古、生物は、消化管を持ってから進化した!?

01

「おなかの調子が悪い」の「おなか」は、どこのこと？

！ ひとつながりの長い1本の管でもある消化管

私たちがよく使う「おなか」という場所にある内臓について、まずは、基礎的な知識をおさらいしましょう。

食事をすると、食べたものは口から食道を通って胃に入ります。**胃では、強い酸性の胃液によって本格的な消化が行なわれます。**胃の中でドロドロに溶けた食物は、次に小腸へと進みます。

小腸は栄養素を吸収するための臓器で、十二指腸、空腸《くうちょう》、回腸《かいちょう》という部位を合わせて5～7メートルもある長い管です。

この管を食べ物は約3時間かけて通過していくのですが、小腸の入り口の部分である十二指腸を通過する際に、胆のう、すい臓でつくられた特別な消化液

これらをまとめて「消化管」という

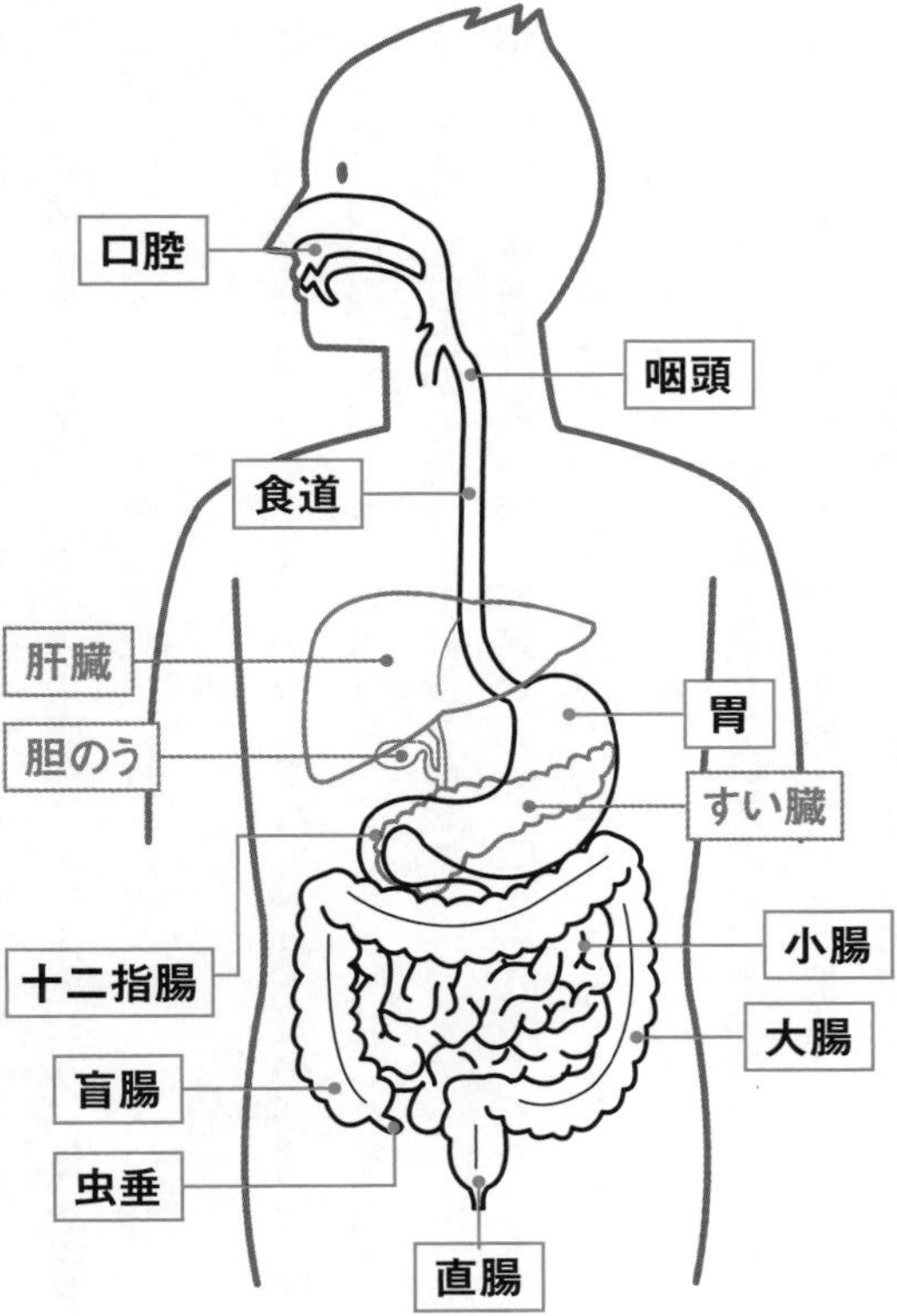

が出て食べ物が混ざり合い、消化が進行します。

小腸の管の中には無数の腸絨毛《ちょうじゅうもう》（柔毛《じゅうもう》、柔突起）が生えており、体に必要な栄養素を貪欲に吸いとります。栄養素を吸いとられた食べ物は、次に**大腸**へと移動します。

大腸では、小腸を通過してきた栄養素が吸収されてドロドロの粥《かゆ》状の半固形状態になった食べ物の残りから、さらに水分やミネラルが吸収されて固形に変化していき、最終的に**肛門**から便として排泄《はいせつ》されます。

この**消化、吸収、排泄という一連の作業をする、口から肛門までの器官を、まとめて「消化管」**と呼びます。「おなかの調子が悪い」というときの「おなか」は、これら「消化管のどこか」のことですね。

消化管は、部位によっていろいろな名前がついており、その働きもさまざまです。そして、目先の痛みを鎮《しず》めるには、小腸や胃など、器官ごとへの対処をしますが、本来、**1本のホースのような、ひとつながりの管**であるため、本当に調子を整えるには、消化管のすべてを健康な状態にする必要があります。

02

消化管のさまざまな不調——そのたったひとつの原因！

！ 消化管の不調のすべてに共通する最初の一歩は、これだ！

消化管のどこで、どんな不調が起きやすいのか、器官ごとのトラブルを大まかに見てみましょう。25ページの表のうち、いくつかは、あとの章で詳しく紹介しますので、ご自分の不調の目途をつける参考にしてください。

まず、**食道でよく起こる不具合は、逆流性食道炎**です。

食道と胃の間には、胃液や飲み込んだ食べ物の逆流を防ぐための弁がありますが、その弁を越えて胃液や食べ物が食道に逆流することで起こります。主な症状はゲップや胸やけで、ひどいと口元まで苦い胃液が込み上げてきます。

食道の壁は弱いので強酸性の胃液によって炎症を起こしやすく、胃液の逆流が慢性化すると、食道がんになることもあります。対処法は5章で紹介します。

胃に過度の負担がかかると、**胃炎**が起きます。

空腹時の胃はぺちゃんこですが、満腹まで食べると最大2リットルの容量ほどまでふくらみます。食べ物が胃に入ると、胃液が分泌されて3~5時間かけて消化されます。辛いものやしょっぱいものなど刺激の強い食べ物やアレルギーを引き起こす食品が体内にとり込まれると、胃液が大量に分泌され、胃の粘膜を充血させます。胃の中にいる細菌のピロリ菌に感染すると、慢性的な胃炎が起こります。

胃炎が慢性化すると、胃潰瘍《かいよう》、胃がんの原因となります。また、検査で異常がないのに胃痛や胃もたれを感じる**機能性ディスペプシア**（Functional Dyspepsia：**FD**）は、主にストレスが原因で起こると考えられています。

胃のすぐ下にある**十二指腸**の粘膜は薄くデリケートなため、胃酸によって傷つきやすい傾向があります。胃酸の過剰な分泌や、精神的ストレスによって胃の粘膜を守る物質を分泌する働きが弱まると、胃酸でただれるなどの影響を受けます。症状が軽いうちは吐き気や胸やけですみますが、重症化すると腸に穴

器官別 いろいろなおなかの痛み、不調

器官	病名	症状	原因	対処法
食道	食道裂孔《れっこう》ヘルニア、逆流性食道炎	ゲップ、胸やけ	胃液が逆流する	夜遅い食事をしない、脂っこいものを食べない、姿勢をよくする
胃	胃炎、胃潰瘍《かいよう》	食欲不振、腹痛、吐き気など	胃に炎症が起こる	食べすぎ飲みすぎをしない、ストレス、タバコの刺激を抑える
胃	機能性ディスペプシア（FD）	慢性的な胃痛、胸やけ	精神的ストレス	食事療法、心身療法
十二指腸	十二指腸潰瘍	空腹時に痛みを感じる、吐き気、胸やけ	胃酸が十二指腸の壁を溶かす	タバコ、アルコール、刺激物をとらない
小腸	クローン病	痛み、下痢、下血	粘膜の炎症	食事療法、薬物治療
小腸	小腸内細菌異常増殖症（SIBO）	下痢、便秘、おなかの張り、うつ、不眠	大腸の細菌が入り込む	食事療法
大腸	過敏性腸症候群（IBS）	下痢、便秘、痛み	精神的ストレス、腸内環境の悪化	食事療法、心身療法

があく**十二指腸潰瘍**となり、激痛に襲われます。おなかの上部が痛みます。

小腸で炎症が起こる病気を、炎症性腸疾患（Inflammatory Bowel Disease：**IBD**）と呼びます。シクシクとした痛み、下痢、下血、熱が出る、体重が減るなどの症状が現れます。比較的、若い年代に多いのが特徴です。

リーキーガット症候群（腸漏れ）は、小腸の粘膜に隙間ができ、小腸の内容物がほかの部位に漏れて混入して、腹痛やアレルギーなどを引き起こします。

クローン病は、炎症性腸疾患のひとつであり、口から肛門までの消化管のすべてがただれたり、潰瘍ができたりする病気です。

小腸内細菌異常増殖症（Small Intestinal Bacterial Overgrowth：**SIBO**《シーボ》）は、大腸に棲《す》んでいる腸内細菌が小腸に入り込んで異常増殖してしまう病気。膨《ぼう》満《まん》感《かん》、下痢、便秘、胸やけをはじめ、うつ、不眠、肌荒れなどの症状が出ます。小腸の内容物を、大腸へ送る動きが弱まるせいで起こると考えられます。

大腸には善玉菌、悪玉菌、日和見菌《ひよりみ》などといわれるさまざまな腸内細菌が棲んでおり、これらがまるで指紋のように、その人だけの腸内環境をつくり出しています。この腸内細菌のバランスは、ストレスによって悪化し、それが大腸の**過敏性腸症候群**（Irritable Bowel Syndrome：**IBS**）を発症します。

◎これがすべての原因だった！

さて、これらの消化管の不調に共通している現象が何か、気づきましたか？

食べ物が口から入って、胃や小腸、大腸を通り排泄されるまで、一連の流れがスムーズに進んでいれば、健康上の問題は生じません。

しかし、ひとたび、**「逆流」**だとか**「つまる**（長時間留まる）**」「管から漏れ出る」といったことが発生すれば、そこから「おなかの不具合」を生む病気が生じます。**要はどんな形であれ、**「流れが滞《とどこお》ると、病気が生じる」**のです。ゲップや胃酸が込み上げてくる逆流、便秘などのつまりは、不調のサインなのです。

03

原因不明ならば、自分の胃腸の状態をセルフチェック

❗風邪をよく引く？　肌荒れしやすい？

腸が異常を訴えたら、生活習慣を見直すタイミングと考えましょう。生活を整えても改善しない腸の不調は、重篤《じゅうとく》な病気の前兆かもしれません。でも、便秘やおなかの痛みなどのほかに、どんなサインが出たら、あるいは、どんな生活習慣のある人が、おなかの異常を疑えばいいのでしょうか？

たとえば、吹き出物で肌荒れが目立つ人は、腸内環境が悪くて解毒が追いつかず、有害物質が溜まっている可能性があります。

風邪を引きやすいのも腸が弱っているサインです。免疫細胞の約70％は、腸に存在しているからです。代表的な腸の不調をリストにしたので、こうした症状があれば手帳などに記録しておき、受診時に伝えることが大切です。

胃腸の問題リスク・セルフチェック

該当する項目に☑を入れてください。

- □ 下痢か便秘をすることがある
- □ ゲップがよく出る
- □ おならが増えた
- □ 胸やけがする
- □ おなかがゴロゴロ、グーグーと頻繁に鳴る
- □ 肌荒れしやすい
- □ お腹が張っている
- □ 旅行に行くとトイレが近くなる
- □ 大切な会議の前にトイレに行きたくなる
- □ 爪が割れやすい
- □ 髪に艶がない
- □ 風邪を引きやすい
- □ 口臭があると言われたことがある
- □ 姿勢が悪いと言われたことがある
- □ 肥満気味だ
- □ 腰痛がある
- □ 夕食が遅くなる日が週に3日以上ある
- □ タバコを吸っている
- □ 仕事や人間関係の悩みがある
- □ 食欲がわかないことがある

次ページに続く

□ 食事の時間がほかの人より短いと思う
□ 野菜が不足気味だと思う、特に生野菜は食べない
□ 定期的な運動をしていない
□ 冷え性だ

計　　　　個

4つ以上該当したら、胃腸のケアをしましょう。

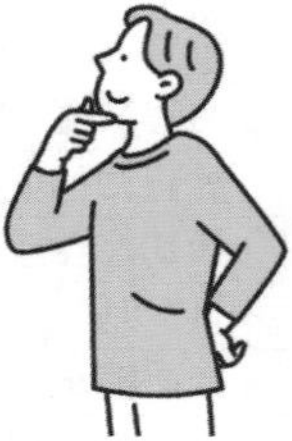

第1章

眠れないほど面白い「腸」の話

——若返り、ポジティブメンタル、全身の不調改善のヒントがここに！

04

腸は天才、脳は秀才!?「消化管」の秘密

❗最強の防衛機能を備えた「体の外に開かれた器官」

ここで、生命の進化の面から「おなか」を見てみましょう。

進化の順でいうと、消化管はもっとも原始的な臓器といえます。

単細胞生物が多細胞化したときに**最初にできた器官は、心臓でも脳でも骨でもなく、消化管です**。なぜなら、エネルギーである**栄養素を吸収する作業は、生物が生命を維持するためのもっとも基本的で重要な活動**だからです。

究極的には、動物は栄養素を吸収する消化管さえあれば、脳などがなくても生きていけます。だから世の中には、水辺に棲む「ヒドラ」など、脳がなく、消化管しか持っていない小さな生物も存在します。英語で腸は、「ガット(GUT)」であり、**本能的な直感、野生、根性**といった意味もあります。日本語

のガッツの語源でもあります。腸は生命を維持するために、直感的、天才的な答えを導き出すことが得意なようです。

生命を維持するには、外敵から身を守ることも必要です。そこで、ちょっと考えてみてください。もしも皮膚のように、外界と接触する部分を体の外側（表面）ととらえるとしたら、消化管の中は、体の内でしょうか、外でしょうか？

いろいろな食べ物や細菌などをとり込む消化管は、「体の内側」ではあるけれど、見ようによっては外界と接する「体の外」ともいえます。

それゆえに消化管は、有害な物質やウイルスに侵入されるリスクに常に晒《さら》されています。よって不調も起こりやすい。**そこで人体は賢いことに、消化管に、たくさんの免疫細胞という、いわば危険因子の攻撃部隊を集めたのです。**体に害を及ぼす物質を吸収してしまったら、すぐさまそれを退治できるよう、**口、胃、腸と、それぞれに見事な配備をして**万全の体制を整えています。消化管に集まっている免疫細胞は、私たちの日々の健康を守る防衛部隊なのです。

次は、近年新しく発見された腸の機能について見てみましょう。

05

脳腸相関——腸と脳はお互いに影響し合っている

❗不眠や意欲減退の原因は、腸内環境の悪化のせいかも！

大切な試験や会議の前にかぎって、トイレに行きたくなる！

強い不安やストレスで、おなかが痛くなった経験のある方は多いでしょう。

これには深いワケがあります。

前項で解説したように、腸は、「**はじめに腸ありき**」といえるほど、生物にとって進化の原点である重要な器官です。そのせいか、**腸はほかの臓器以上に、脳とお互いに影響を及ぼし合っています**。これを、「**脳腸相関**」と呼びます。

腸の状態が悪いと、気持ちが落ち込むことは科学的に証明されています。たとえば、**過敏性腸症候群（2章参照）になると、眠れない、落ち着かない、頭が痛い、意欲がわかない、などの精神的な障害が増えます。**

脳腸相関は、正負のスパイラルを起こしやすい

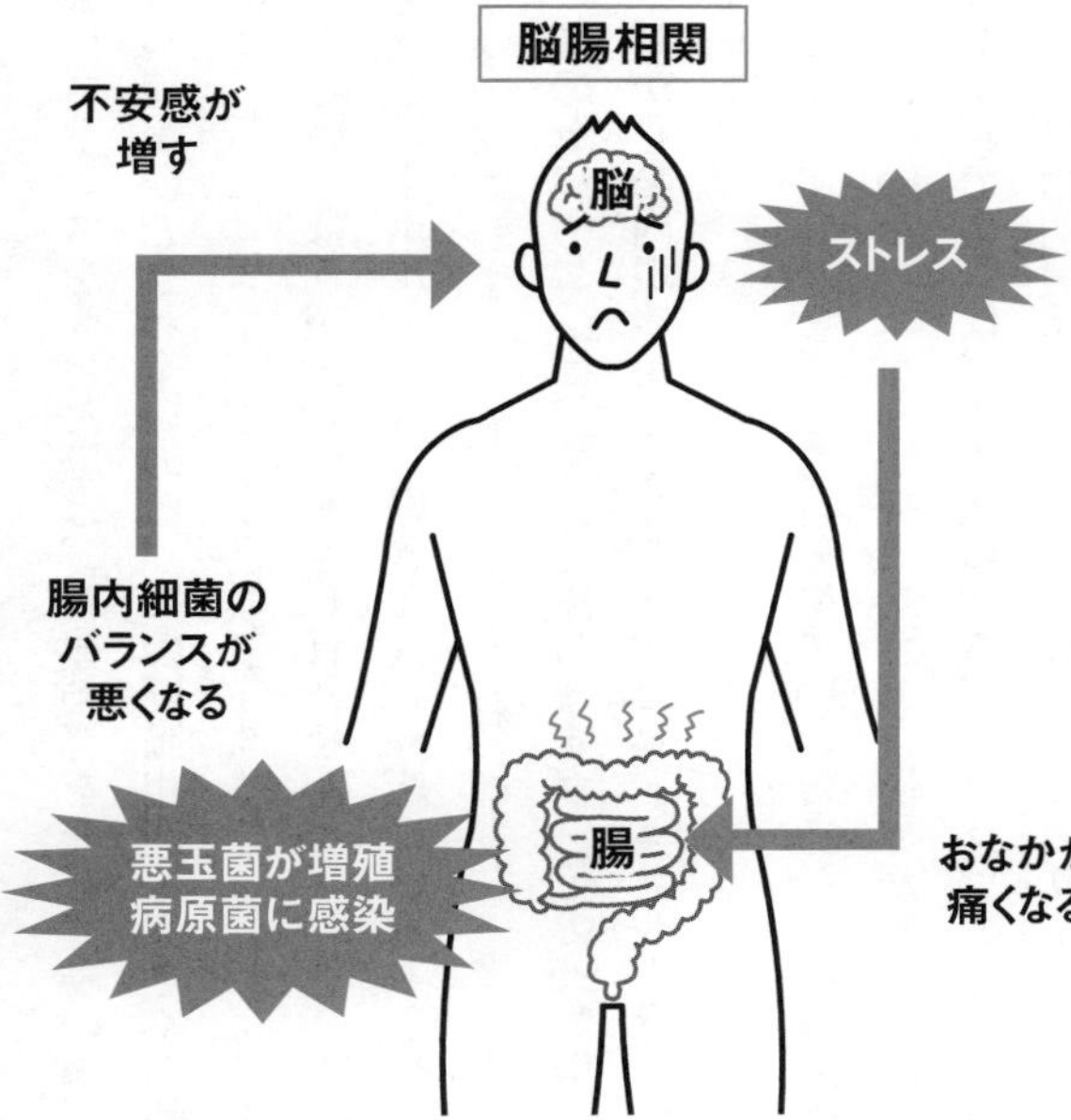

逆に脳がご機嫌であれば、腸内細菌バランスもよくなり、心も明るく穏やかになり、ちょっとやそっとのことでは動じないという、正のスパイラルが起こる。

逆に、強いストレスを受けた脳は、自律神経を介して腸の調子を狂わせます。おなかの不調がひときわ辛いのは、この脳腸相関も大きく関係しているからだったのです。「腸は第二の脳」ともいわれますが、進化の面からいえば、「脳は第二の腸」というほうが正しいかもしれませんね。

セロトニンというホルモンは、好きな人と一緒にいるときや、趣味を楽しんだりしてリラックスしているときに分泌され、別名、「幸せホルモン」とも呼ばれます。**このセロトニンは、脳に作用しますが、その95%は、腸でつくられています。**だから腸内環境が悪くなると、セロトニンが十分につくられず、気分が悪くなります。

自分は、くよくよしがちで落ち込みやすいと自覚している人は、腸内環境を見直してみるといいでしょう。快調ですか？　便秘がちではありませんか？

腸内環境が快調であれば、やる気に満ち、ハツラツとした心になります。

ちなみに「脳腸相関」は、人間だけのものではありません。多くの動物も強いストレスを感じると、おなかが痛み便意をもよおすことがわかっています。

06

体の中でもっとも長い臓器、小腸の仕事①いったい何をしてるのか？

！蠕動運動と必要な栄養素を吸収する仕組み

腸は、小腸と大腸に分けられ、その構造や働きはまったく異なります。**小腸は体の中でもっとも長い臓器で、5〜7メートルあります。**胃とつながる上部が「十二指腸」と呼ばれ、大腸とつながる下のほうが「回腸」、真ん中の部分は「空腸」といいます。

小腸の壁は、ひだ状に細かく折りたたまれたようになっていて、広げるとテニスコートの4分の3面分の広さにもなります。小腸壁は粘膜で覆《おお》われており、0・5〜1・5ミリの腸絨毛（柔毛、柔突起）と呼ばれる突起がたくさん生えています。その様子は、ビロードの絨毯によくたとえられます。

小腸は、小腸液という酵素を含んだ消化液を分泌し、炭水化物を吸収しやすい最終の状態であるブドウ糖に分解し、たんぱく質をアミノ酸に分解します。

そうやって消化の仕上げをして、分解した**栄養素を吸収することが、小腸のもっとも重要な仕事**です。私たち人間が生きていくために必要な栄養素のほとんどは、小腸から吸収されるのです。その際に活躍するのが腸絨毛。広い表面積で栄養素を貪欲に効率よく吸収します。

吸収された栄養素は、門脈という太い血管を通って肝臓へと運ばれます。

小腸の中に食べ物が滞留する時間は、約3時間ほどです。この間に消化の仕上げと吸収をするのですから、小腸は大忙しです。栄養素が吸収された残りは、ドロドロの粥状になっており、大腸へと送られます。

小腸の消化・吸収を支えているのが**蠕動運動**《ぜんどう》です。これは、長く複雑に入りくんだ小腸の中の食べ物を、グイグイと先へと押し出す運動のこと。この力が弱いと、ドロドロの食べ物を5~7メートルも先へ動かすことはできません。

蠕動運動が弱い腸は、腸壁のひだとひだの間に食べカスが長く留まります。これが炎症を起こし、さらに蠕動運動を弱め、悪循環となります。

07

小腸の仕事②細菌やウイルスを退治。だから腸を守ることが大事

❗全身の免疫細胞の7割が集まる防御システム

小腸の2つめの重要な仕事は、防衛、つまり免疫機能です。

食べ物だけでなく、私たちをとりまく空気には、粉塵《ふんじん》や化学物質、花粉、細菌やウイルスといった有害物質が含まれています。それらを体内にとり入れないように防衛する仕組みこそが、消化管全般にある「免疫システム」です。

食べ物が最初に通過する口の中では、強い殺菌力がある唾液が分泌され、胃ではさらに強い酸性の胃液が分泌されます。しかし、**唾液や胃液よりも、もっと強力な防衛力を持つ精鋭部隊は、免疫細胞です。**そしてこの**免疫細胞の約70%は、小腸と大腸に集中**して存在しています。命にかかわる病気の原因になり得る外界の異物を、腸の免疫細胞が最終的に退治しているのです。

小腸は、全身の免疫力の要《かなめ》を担っているといえます。

免疫細胞にはいろいろな種類があり、中心的な役割を担うのが白血球。白血球はさらに、顆粒《かりゅう》球、単球、リンパ球に分類されます。

単球の一種であるマクロファージは細菌やウイルスなどを食べ、同時に、体内に侵入した悪い抗原の情報をリンパ球の一種であるヘルパーT細胞に伝える掃除屋兼伝達係です。マクロファージから情報を得て活性化したリンパ球は、血液に乗って全身を巡り、ほかのリンパ球たちにその抗原の特徴を伝えることで警告を与え、活性化させています。

小腸に、特に多く存在するのがリンパ球です。リンパ球に含まれるNK細胞（ナチュラルキラー細胞）や、キラーT細胞は、その名にふさわしく攻撃力が強く、がん細胞、有害物質、異物にアタックします。

大腸の近くにある小腸の回腸には、パイエル板というドーム型のリンパ組織が並んでおり、免疫細胞の基地になっています。回腸にまで入ってきた異物は、特殊な能力を持つM細胞によってパイエル板に誘導され、退治されます。

体を守る白血球の成分

白血球	単球	マクロファージ（食細胞・抗原情報伝達細胞）		細菌や異物、コレステロールを貧食。その情報をリンパ球に退治させるために伝達
白血球	リンパ球	NK細胞		がん細胞やウイルス感染細胞を初期攻撃
白血球	リンパ球	T細胞	キラーT細胞	細胞や異物を攻撃
白血球	リンパ球	T細胞	制御性T細胞	過剰な免疫反応を制御
白血球	リンパ球	T細胞	ヘルパーT細胞	ヘルパーT細胞からの情報で抗体を産生し、病原体の働きを止める
白血球	リンパ球	B細胞（抗体産生細胞）		ヘルパーT細胞からの情報で抗体を産生
白血球	顆粒球	好塩基球		アレルギー反応に関係する
白血球	顆粒球	好中球		強い消化・分解力 殺菌能力を備える、老廃物の処理。白血球の5割を占める
白血球	顆粒球	好酸球		寄生虫除去・アレルギーの退治

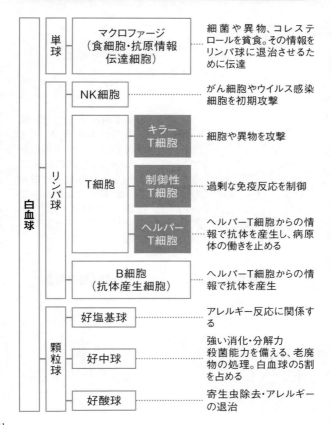

小腸をのぞいてみよう！

小腸

長さ	5〜7メートル
太さ	3〜4センチ
働き	食べ物の消化、栄養素の吸収
通過する時間	3時間
特徴	腸絨毛がびっしりとある

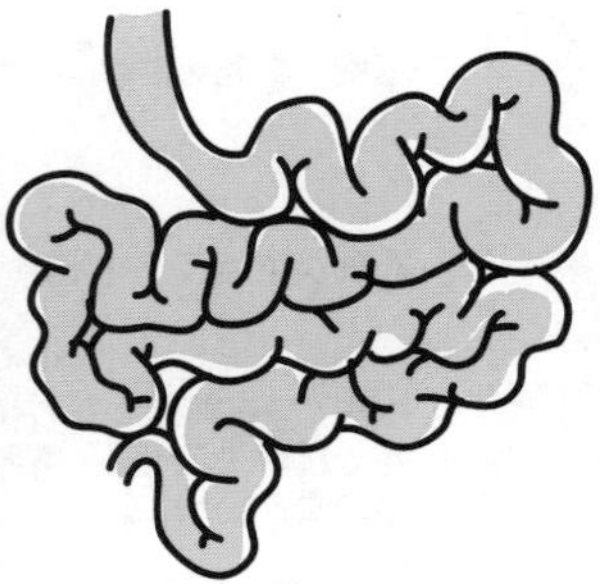

小腸は曲がりくねった状態で腹部に存在する。引き伸ばすと5〜7メートルの長さがあるが、筋肉の収縮によって3メートル前後に縮んでいる。胃につながる十二指腸も小腸の一部で、空腸、回腸とのびて大腸にいたる。

小腸内の表面

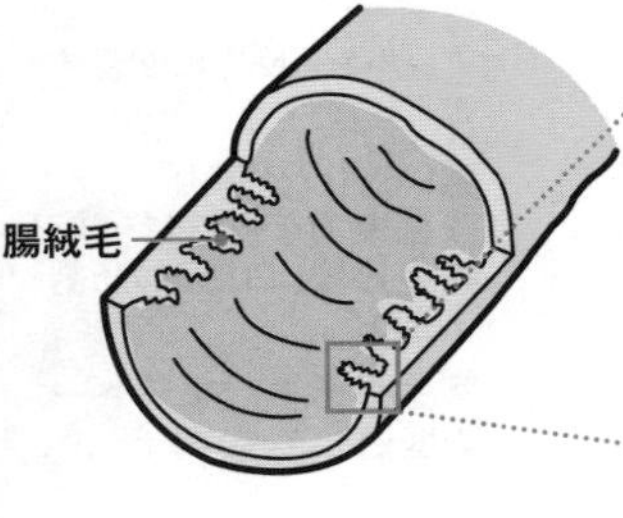

腸絨毛の断面

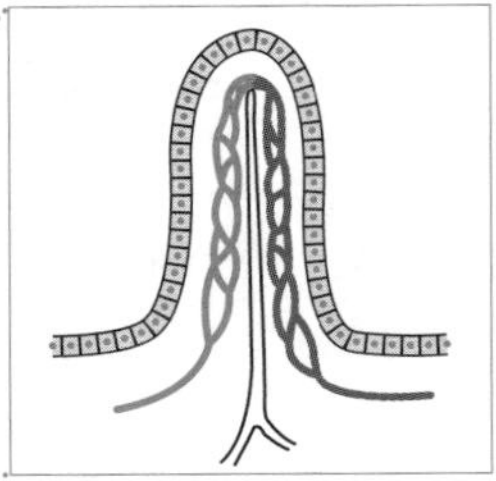

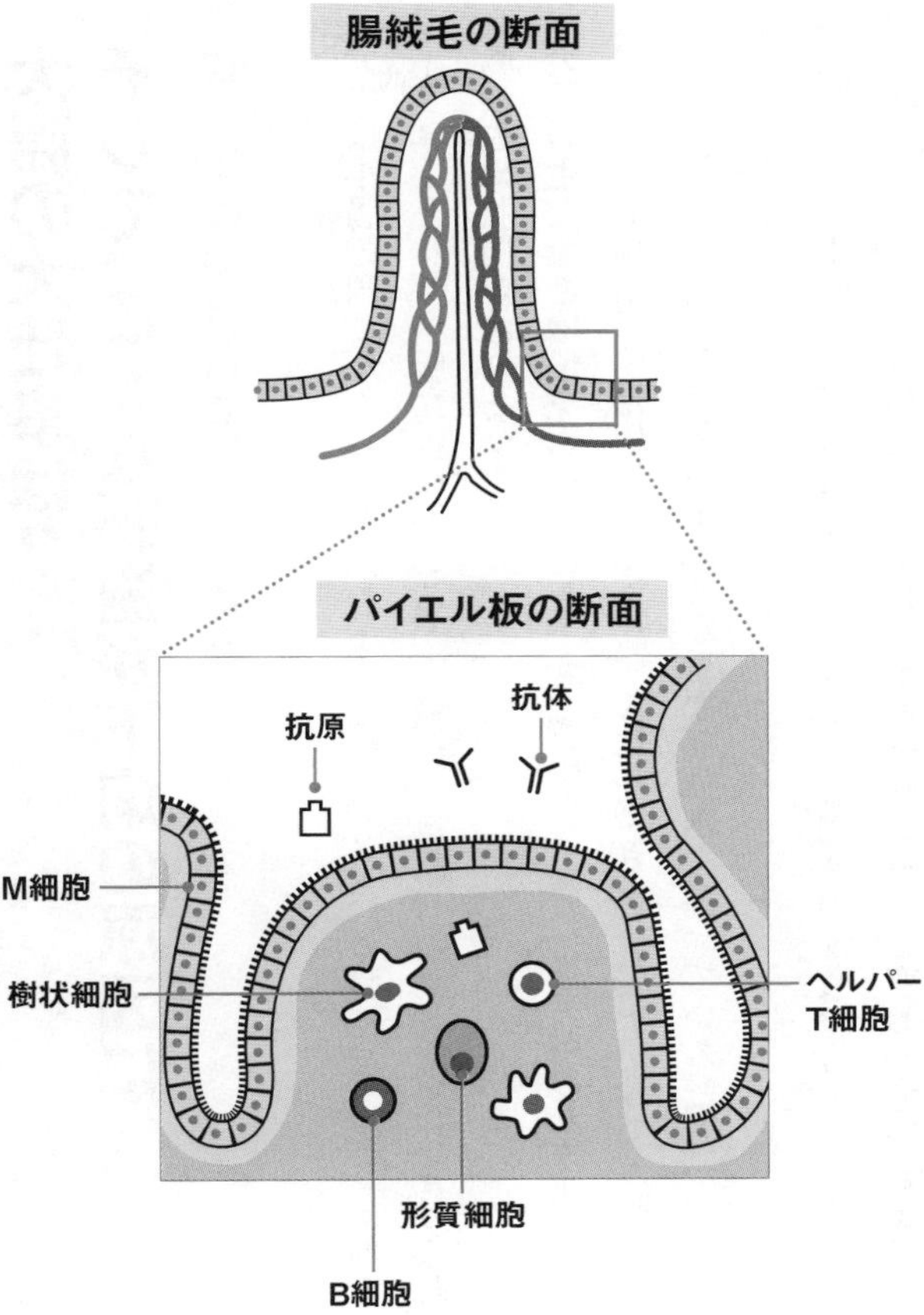
腸絨毛の断面
パイエル板の断面
抗原
抗体
M細胞
樹状細胞
ヘルパーT細胞
形質細胞
B細胞

08

大腸の大仕事は？そして、こんな刺激が下痢の原因に

❗大腸はゆっくりと便をつくる

大腸は小腸の周りをぐるりと囲むように位置している臓器で、長さは約1・5～2メートル。小腸に近いところから順に、盲腸、結腸、直腸に分けられ、直腸の先に肛門があります。

大腸の主な働きは便をつくることです。盲腸の下端に虫垂《ちゅうすい》があります。「**虫垂**」は、これまで無用の退化した痕跡臓器とされてきましたが、今では腸内細菌（52ページ参照）のバランスを整える重要な役割を担っていることが明らかになっています。

「**結腸**」は、小腸から送られてきたドロドロの粥状の物質から水分とミネラルを吸収します。ここで便は、次第に半固形から固形へと変わっていきます。

大腸をのぞいてみよう！

大腸

長さ	1.5～2メートル
太さ	8～12センチ
働き	便をつくる
通過する時間	2～3日
特徴	腸内細菌が棲む

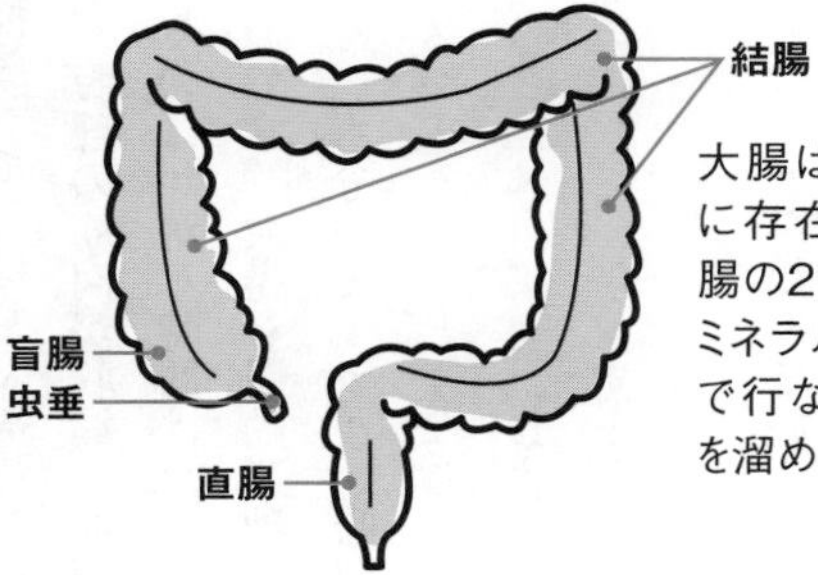

大腸は小腸を囲むように存在する。太さは小腸の2～3倍ある。水分、ミネラルの吸収は結腸で行なわれ、直腸は便を溜める働きをする。

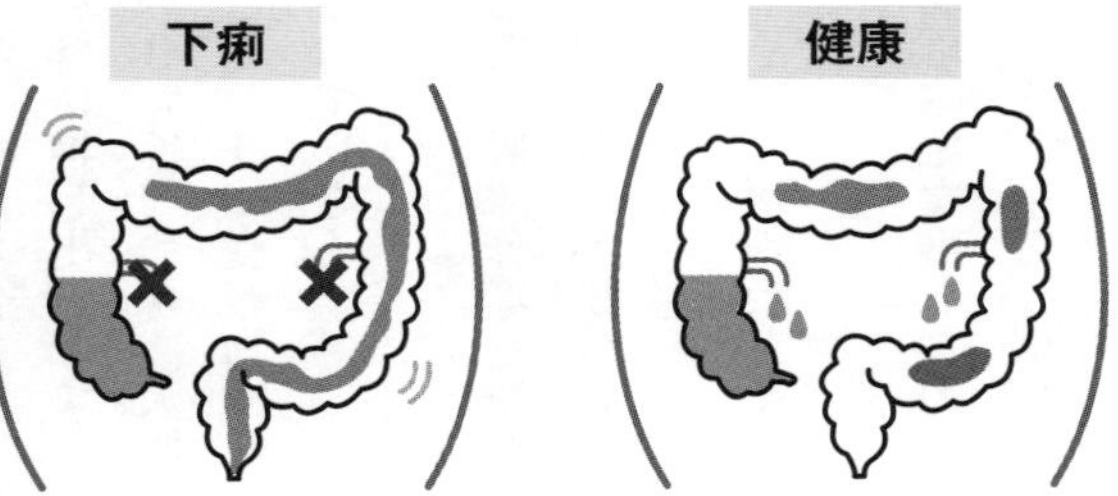

固形になった便は、**「直腸」**でしばらく溜められます。直腸が便でいっぱいになると排泄したくなり、腹部の筋肉が収縮して便を外に押し出します。

食べ物が小腸を通過するのにかかる時間はだいたい3時間ですが、大腸には2〜3日滞留するのが普通です。大腸も蠕動運動をしており、食べ物はゆっくりと大腸の中を進むうちに、水分やミネラルが吸収されていきます。

大腸内に細菌やウイルスが入ると、どうなるか？

大腸は、一刻も早くそれらを体外に排出しようとして、吸水作業をやめ、内容物の通過スピードが爆速になります。すると、水分の吸収が不十分になるため、下痢となるわけです。

高血圧や糖尿病などで複数の薬を飲んでいる人は、その薬が刺激となり下痢を起こすこともあります。

精神的なストレスも、下痢を引き起こします。**大腸は繊細な臓器なのです。**

逆に大腸の蠕動運動が弱く、通過スピードが遅くなると、水分が吸収されすぎて便がカチカチになり、便秘となります。

09 なぜ腸の不調は、全身の不調につながる？

❗ 腸は各臓器と連携をとっている

大腸と小腸は、脳以外のほかの臓器とも、密に連携しています。

肝臓は、主に、栄養素を使いやすい形に変える「代謝」という作業と、「有害物質の解毒」を行ないます。小腸から吸収した栄養素や大腸から吸収したミネラルなどの多くは、太い血管を通って肝臓へと運ばれます。よって、小腸や大腸が不調になれば、肝臓には有毒物質が多く運ばれ、解毒の負担は増します。

胆のうは、肝臓でつくられた胆汁を溜めておき、十二指腸に食べ物が入ってくると、腸からの合図を受けて胆汁を分泌します。当然、腸が不調になれば胆機能も不調になります。

すい臓も消化液をつくり、十二指腸に分泌しています。胆のうと同様に十二指腸と直接つながる臓器であり、腸の影響は大です。

心臓や肺は、**自律神経を介して体の調子をコントロールしている点で腸と共通。**腸の調子が悪くなれば、自律神経を介して心臓や肺も影響を受けます。

免疫に関係する**脾臓《ひぞう》**、ホルモン分泌にかかわる**副腎《ふくじん》**なども、腸と関係が深い臓器といえます。

風邪、アレルギー、がんといった**全身に起こり得る病気**も小腸が関係していると思われます。**健康な人でも毎日、5000個ものがん細胞が体内に生まれているといわれます。**それを腸でつくられる免疫細胞がことごとく退治するのです。もし小腸が慢性的な不調に陥れば、免疫機能が低下して**がん**になるリスクが高まりますし、免疫細胞が異常な反応をすれば、**アレルギー症状**が出ることも。大人になってからの花粉症、アトピー、ぜんそく、鼻炎などは、腸に原因があるかもしれません。

そのほかにも腸由来と考えられる**脳神経系**の病気や不調には、**プリオン病、パーキンソン病、うつ病、認知症、無気力、イライラ**などがあります。

腸の不調から派生する病気①

免疫系

がん
風邪
インフルエンザ
食中毒
肌の炎症
歯周病

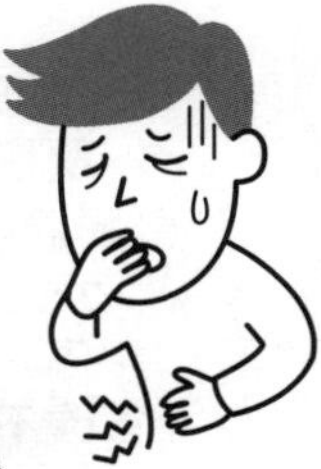

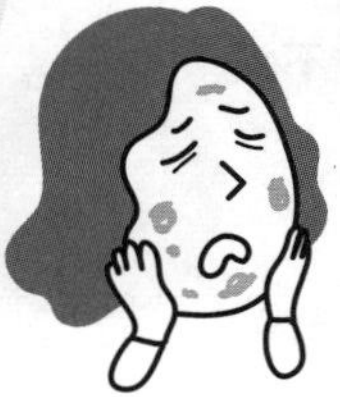

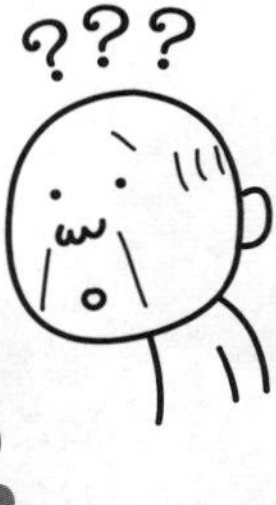

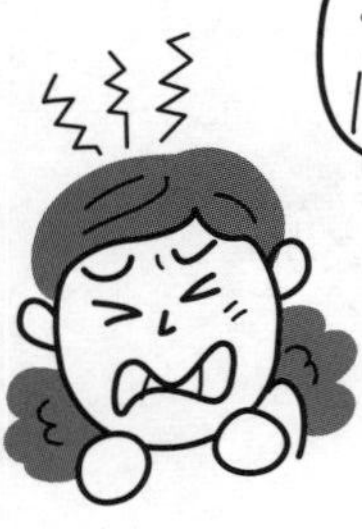

神経系

認知症
パーキンソン病
プリオン病
うつ病
無気力
イライラ
不眠

腸の不調から派生する病気②

下痢
便秘
膨満感
ゲップ
痛み
食欲不振

胃腸系

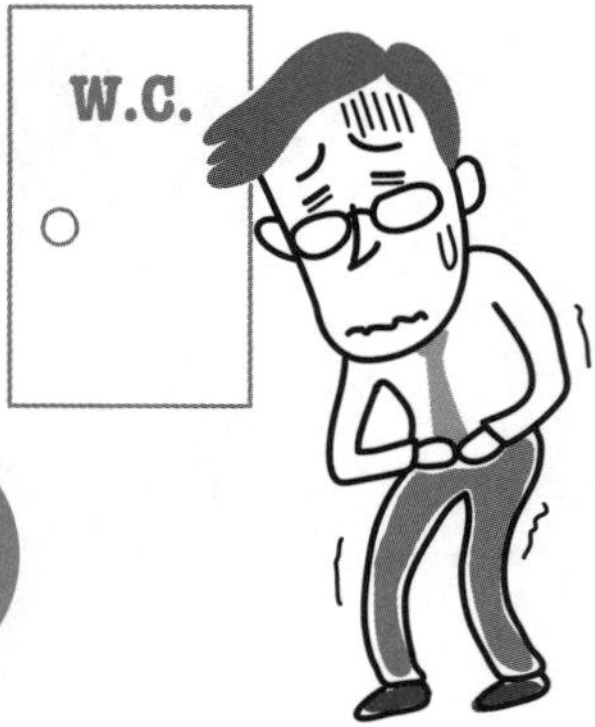

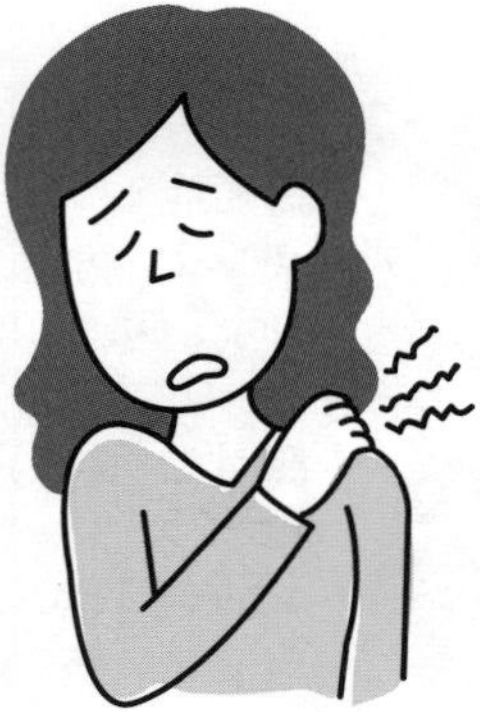

血管・血流系

腰痛
肩こり
むくみ
慢性疲労

腸の不調から派生する病気③

生活習慣病

高血圧
糖尿病
脂肪肝
動脈硬化
肥満

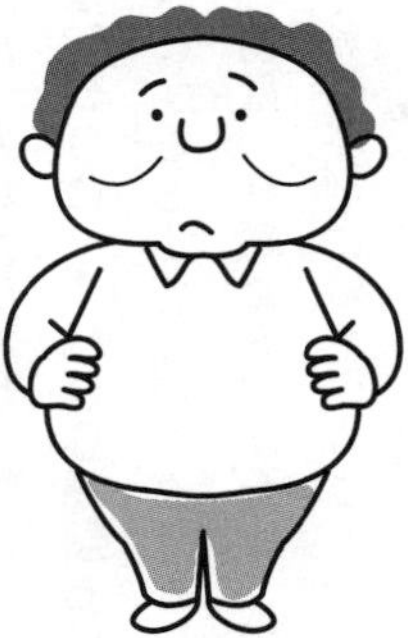

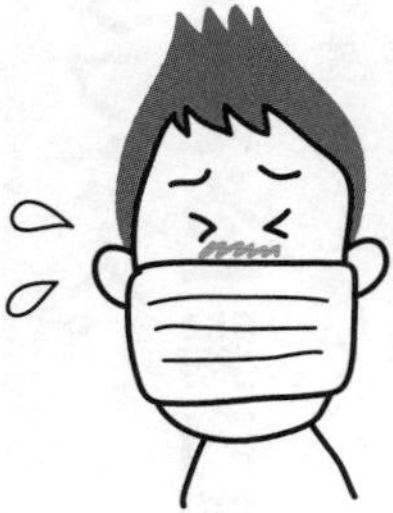

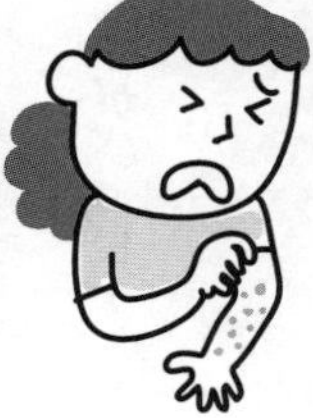

アレルギー・感染症

花粉症
アトピー
ぜんそく
鼻炎

ホルモン系

生理痛
更年期障害
肌荒れ

10

落ち込みやすい人、タフな人。メンタルにも影響を与える「腸内細菌」

❗ 大腸には100兆個以上の細菌が棲んでいる

小腸の壁面には栄養素を吸収する腸絨毛がびっしりと生えていますが、大腸の壁はどうでしょうか？

大腸の壁には、大量の「腸内細菌」が棲んでいます。腸内細菌は人間と共生関係にあり、人が食べた食べ物（主に食物繊維）をエサとして増殖します。**腸内細菌は約500〜1000種類あり、500兆〜1000兆個も棲んでいます**。重さにすると1・5キログラムにもなるといわれます。

腸内細菌は、種類ごとにかたまって群生することがわかっています。その様子が自然界の花畑に似ていることから、「腸内フローラ」（フローラは花畑の意味）とも呼ばれます。そして腸内細菌は、さまざまな代謝物を生成します。**代**

腸内フローラのイメージ

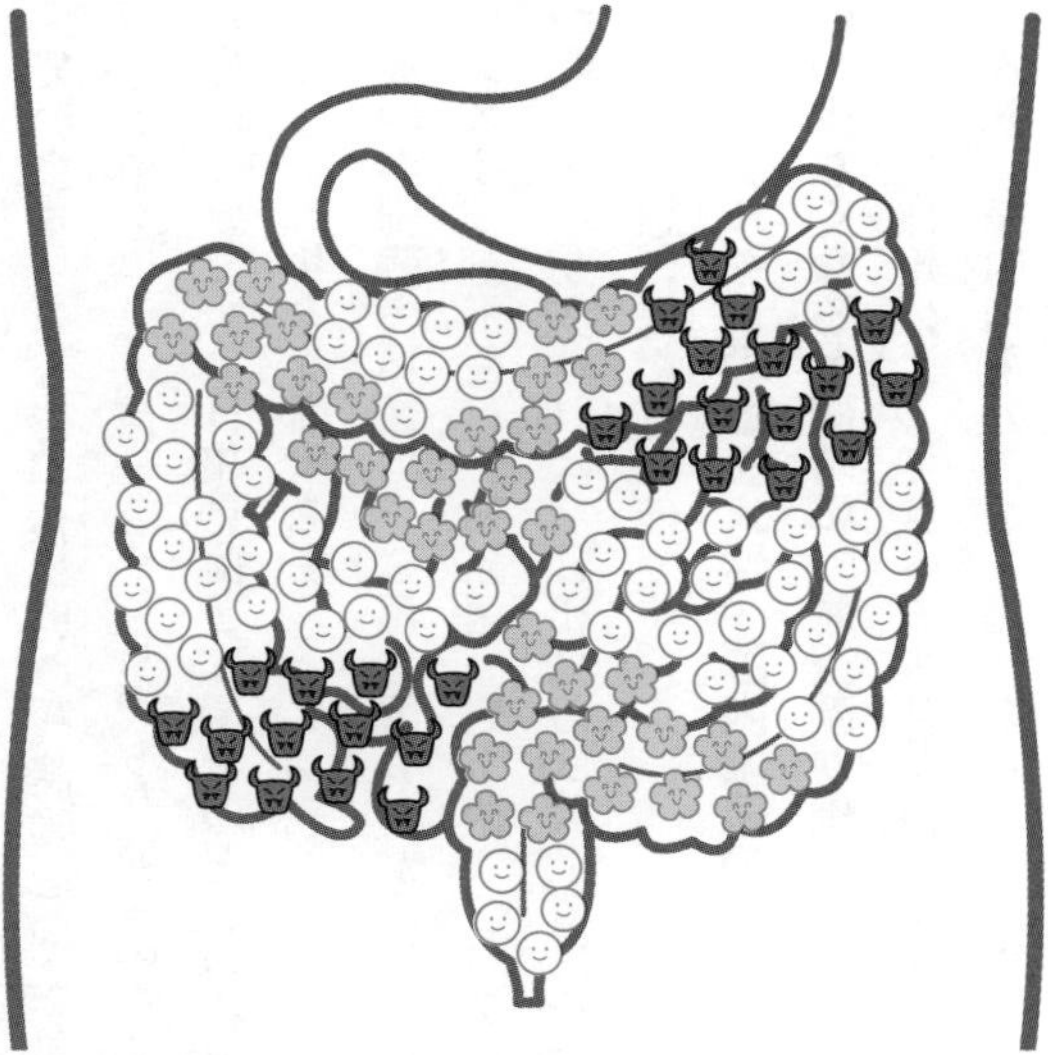

腸壁の粘膜に約100兆個(さらに多くの説も)の細菌が棲み、お花畑に似ていることから「腸内フローラ」とも呼ばれている。

謝物は細菌によって異なり、これが気分や太りやすさなど、人体にさまざまな影響を与えています。そして、体にいい代謝物をつくる細菌を「善玉菌」、悪い物質をつくる菌を「悪玉菌」、どちらでもないものを「日和見菌」と一般に3タイプに分けています。日和見菌とは、そのときの状況に応じて、善玉になったり悪玉になったりする細菌です。

体内にいる腸内細菌の種類は、豊富なほうが健康によく、その3タイプの理想的なバランスは、善玉菌：日和見菌：悪玉菌＝2：7：1です。

善玉菌が悪玉菌より多ければ、日和見菌は善玉菌に味方するため、結果的に腸内環境はいい状態に保たれるのです。

病気の人やアレルギーのある人は、腸内細菌の多様性が低下していて、腸内細菌の種類が少なくなると同時に、悪玉菌が優勢になることがわかっています。

腸内細菌は、その種類によって食べるエサが違います。ですからあなたが偏《かたよ》った食事をすると、腸内細菌の種類も偏ってしまいます。

食べる食品の種類を増やすことが、腸内細菌の多様性を増やします。

腸内細菌の3タイプ

善玉菌

代謝物が消化・吸収機能に役立って人体にいい影響を与える細胞。

悪玉菌

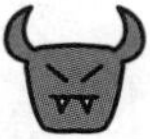

便秘や下痢を引き起こしたり、代謝によって有害な毒素をつくったりする、体に悪影響を及ぼす細菌。

日和見菌

腸内細胞の中でもっとも多い。善玉菌、悪玉菌のうち、数的に優位なほうに味方する。

理想的なバランス

バランスが悪化

日和見菌は数の多いほうに味方するため、いつも善玉菌が多い状態を保つことが重要。

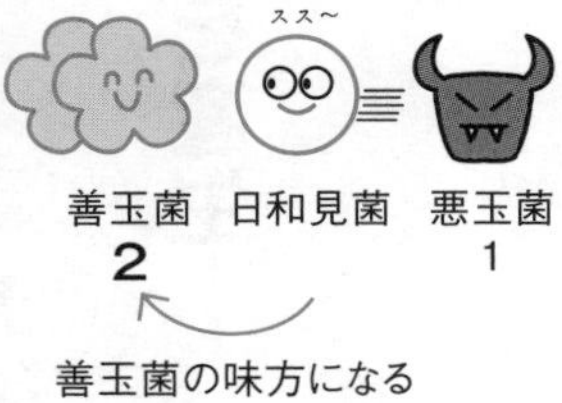

善玉菌優勢=健康

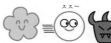

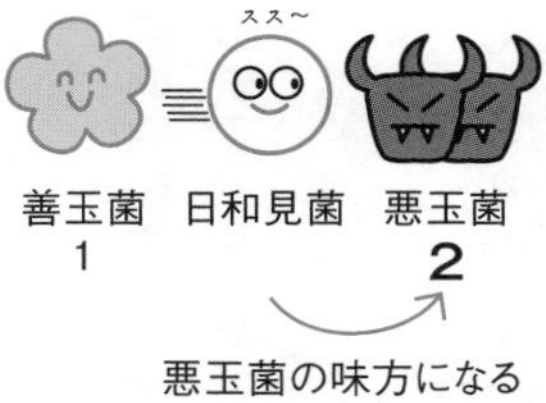

悪玉菌優勢=不調

11

善玉菌は若返りガスを、悪玉菌は有害な臭いガスを産生！

❶ 悪玉菌が生活習慣病の原因にもなる

腸内細菌がエサを食べる（消化物を分解する）と、ガスが発生します。どんなガスが発生するかは、細菌の種類、エサによって異なります。

水素など、老化やがんを予防するいいガスもあれば、**がんを引き起こす有害な硫化《りゅうか》物系、メタン系ガス**もあり、さまざまです。

便が大腸の中に長く留まると、次第に腸内細菌の中に悪玉菌が増えていきます。これらは有害なガスや有害物質を多く産生します。おなかが張って不快感を覚え、便通も悪くなります。

腸内に悪玉菌が増えると、何がいけないのでしょうか？

有害物質は大腸の壁から血管に入り込み、血液に乗って全身に回ります。これが腸にある免疫機能を阻害し、いろいろな臓器に悪影響を与えます。

肝臓は体内の「化学工場」とたとえられるように、有害物質の解毒を担当。**大腸から送られてきた有害物質を分解する作業が増えると肝臓に負担がかかり、脂肪肝や肝炎を誘発します。**肝機能が悪化すると糖代謝などがスムーズにいかなくなり、**血糖値の上昇、糖尿病、腎症、神経症**などのリスクが高まります。

心臓や脳に腸由来の有害物質が入り込むと、大切な血管を傷つけて心筋梗塞《こうそく》や脳梗塞の遠因に。

糖尿病、高血圧、脂質異常症に代表される生活習慣病も、腸内環境の悪化と関係があります。また、肌荒れやむくみなどのトラブルも、腸内の有害物質が原因と考えられます。

そのほか便秘がちな人は、風邪を引きやすい、肩こりが起きやすい、冷え症になってしまうなど、いろいろな不調を招いてしまいます。

12

花粉症や疲れにも影響するなんて！ すごいぞ、腸内細菌がつくる物質

❗ 今、世界の医学界でもっとも注目を集めているテーマ

腸内細菌の働きは、今、医学界でもっとも注目を集めているテーマです。

たとえば、善玉菌の代表であるビフィズス菌は、糖を分解することがわかっています。**ビフィズス菌がオリゴ糖などを分解するときにつくる乳酸や酢酸が、腸のpH《ペーハー》（水素イオン濃度指数）を整えて腸内環境をよくします。**また、腸内にビフィズス菌が多い人は、花粉症になりにくいという報告もあります。

ビタミンB_{12}は、赤血球をつくるために欠かせない栄養素です。ビタミンB_{12}が不足すると、貧血、めまい、慢性疲労などの症状が出やすくなります。

でも、ビタミンB_{12}が含まれる食品は、**魚介類**や**牛肉**、**鶏のレバー**などしかあ

りません。それではベジタリアンの人たちはビタミンB12を摂取できないことになり、慢性的に貧血になるのでは？　という疑問が長年ありましたが、その答えは腸内細菌にありました。**ある種の腸内細菌がビタミンB12をつくることが確認された**のです。

また、**ある種の善玉菌は、水素を発生する**こともわかりました。

水素は抗酸化作用が強いため、酸化ストレスから防御してくれます。つまり、老化やがんなどといった症状や病気から私たちを守ってくれるのです。そして腸内の血行をよくしてくれます。そこで今、この細菌を有効に利用できないか、という研究が進んでいます。

一方、**ウェルシュ菌という悪玉菌は、何種類もの毒素をつくり、増えすぎると食中毒を起こす**こともわかってきました。

ウェルシュ菌は増殖するときに硫化物を含む臭いガスを発生するため、おならが臭くなります。硫化物は潰瘍性大腸炎の原因となりますが、**もし、おならが臭くなってきたと感じたら、腸内環境改善が必要**でしょう。

13

「認知症」の増加も腸内環境と関係があった！

❗ 善玉菌が、加齢とともに減少することが関係!?

生まれてから年をとるにつれ、ヒトの腸内細菌数はどのように変化するのでしょうか？　実は、**生まれる前の胎児の腸は、細菌がまったくいない無菌状態**です。腸内細菌は親のＤＮＡから受け継がれるように思われがちですが、そうではありません。

無菌状態の赤ちゃんの腸は、**母親の産道を通った瞬間から、成長するにしたがって、親や周囲の人からさまざまな細菌をもらっていきます。つまり感染していくのです。**遺伝ではなく後天的に獲得するのです。

こうした経過で得ていく腸内細菌は、必然的に身近な存在である親の腸内環境と似ます。いったん獲得した腸内細菌は、その後の食生活や生活習慣によって多少は変化しますが、大きくは組成が変わらないことがわかっています。**すべての人に大きな変化が起こるのは、中年をすぎてからです。**腸内細菌の理想のバランスは、善玉菌：日和見菌：悪玉菌＝2：7：1だと解説しましたが、20％ほどあった善玉菌は、徐々に減りはじめます。そして、**60歳くらいになると赤ちゃんのときの半分**にまで減ってしまいます。

その分、増えてくるのは悪玉菌です。人によりますが、ウェルシュ菌や黄色ブドウ球菌など病原性の細菌が増えるケースが多くあります。

アルツハイマー型認知症は65歳を境に急に増える病気です。「脳腸相関」は脳と腸が密接に関連していることを表す言葉でしたが、**腸内環境が悪くなりはじめる年齢から、認知症が増えはじめるのは、偶然ではありません。**

善玉菌の減少は加齢による症状の一部と考えられますが、日ごろから腸内環境の整備を心がけて対処することが美容と健康、若返りをかなえてくれます。

14

チラッと便のここを見れば腸内環境が手にとるように、よくわかる

❗ バナナのような形の便がスルリと出ればOK！

腸内環境がいい状態かどうか、自分でチェックするには、便を見るのが一番簡単でわかりやすいでしょう。

理想的な便は黄土色から赤褐色をしていて、バナナのような形をしています。力まなくてもスルリと押し出されてくる感覚があれば、善玉菌が優勢で、腸の中が弱酸性という理想的な環境になっていると考えていいでしょう。

また、**いい便は臭いが少ない**という特徴もあります。トイレの中に強い悪臭が広がるようではよくありません。

便が小さいときは、食物繊維が足りないサインです。野菜や豆類、きのこ類、海藻類など、不溶性食物繊維（171ページ）が多い食品をとりましょう。

便の状態をチェックしよう

消化器の通過時間	硬さ	色
遅すぎ（約100時間）	硬すぎ	黒
↕	↕	↕
早すぎ（約10時間）	軟らかすぎ	黄

コロコロ便
ウサギのフンのように
コロコロと硬い便

お団子合体便
コロコロ便がお団子のように
合体した便

ひび割れ便
やや硬めで表面に
ひびが入った便

理想 **バナナ便**
表面がなめらかでバナナの
ような形をした便

細切れ便
細切れの断片のような
軟らかい便

ドロドロ便
形を留めない
ドロリとした便

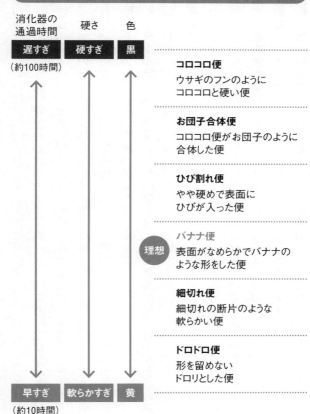

便の黄色っぽい色は、胆汁の色です。胆汁は肝臓でつくられる、主に脂肪を吸収しやすくする胆汁酸が含まれています。胆汁と一緒に消化管に分泌された胆汁酸は小腸でほとんど再吸収されますが、一部は大腸に入ります。便のもととなる食べ物の残りは、大腸を通過する間に、ゆっくりと水分やミネラルが吸収されていきます。したがって腸内に留まる時間が長いと、水分が減って胆汁酸が濃くなるので、色も暗く黒っぽくなります。

黒くてタール状のベッタリした便の場合は、十二指腸潰瘍、胃がんなどの疑いがあります。

緑色の便が長期にわたって出る場合は、黄疸《おうだん》と溶血性貧血の疑い。

また、**赤褐色の便**のときは大腸内で出血している可能性があります。大腸ポリープや、虚血性大腸炎、大腸がんなどが疑われますので、検査が必要です。

鮮やかな赤色が混じっているときは、いぼ痔、切れ痔の疑い。

便の様子をチラッと見て、腸内環境を知ることが重要です。

次章では、昨今患者が急増している過敏性腸症候群について解説します。

第2章

異常ナシなのに腹痛に襲われるなら

「過敏性腸症候群（IBS）」かも？

大腸

15

〝気にしがちな〟日本人に急増している病気、過敏性腸症候群

❗ 容赦なく、突然、襲ってくる便意と痛み！

キリキリと差し込む痛みや、チクチク感、我慢しがたい急な下痢、**排便してもスッキリしない残便感**、繰り返すゲップや膨満感……。

日本人の約10％が、過敏性腸症候群によるおなかの不調に苦しんでいます。

いつ腹痛に襲われるかわからない不安のあまり、映画やコンサートなど長時間、席を立ちにくいイベントには行きづらく、会社では、会議中にトイレに行きたくならないよう毎回祈っている人もいます。通勤時には、駅のトイレに駆け込むこともしばしばで、個室がすべて使用中だったときは、計り知れないショックを受けるとか……。

でも、排便すると、とたんに痛みはやわらぐようです。

こうした**便秘か下痢、または、両方の症状（排便回数が安定しない・便が軟らかくなったり、硬くなったりする）が、1カ月に3日以上あるか、あるいは3カ月以上続いているなら、「過敏性腸症候群（IBS）」**の疑いがあります。

これは、腹痛や不快感、心理的不安などを伴う病気です。

しかし過敏性腸症候群は、すがる思いで病院で受診しても、はっきりとした原因が特定できないことが多いため、根本原因をとり除く治療ではなく、対症療法として薬を処方されるだけのことがよくあります。そのせいで、「医者が真剣に相談に乗ってくれなかった」と誤解する患者さんもいます。

また、「何か悪いものを食べてあたったのかな……」と、やりすごしてしまい、**自分が過敏性腸症候群であることに気づかず、忘れたころにまた便秘と下痢を繰り返し、便秘薬や下痢止めの薬を常用している人も多い**と推測されます。

ですが、そうした**対処療法では、この先の不安は消えません**。本書の読者の皆様は、突然のおなかの不調に苦しむことは、もうおしまいにしましょう。

本章では、過敏性腸症候群の見極めと、対処法を見ていきます。

16

都会暮らしに注意！一番の原因はこれ！

腸の知覚機能が異常に敏感になりがち

血液検査や内視鏡検査をしても、過敏性腸症候群の原因を見つけることはできません。しかしそれは、ポリープや炎症といった物理的な症状が見つからないだけで、もちろんほかに原因はあります。

腸は、脳腸相関により、脳が強いストレスを感じると、腸をとり巻く神経の知覚機能に異常をきたして過敏になります。その結果、蠕動運動が部分的に激しくなったり、腸がねじれを起こしたりしてキリキリと痛むのです。

また、環境ストレスも過敏性腸症候群の要因のひとつです。空気中に漂っている**環境汚染物質のＰＭ２・５を吸い込むと、肺や気管に悪影響があるほか、腸の健康も阻害する**のです。過敏性腸症候群は、大都市に患者が集中していま

過敏性腸症候群の判定

こんな症状があったら過敏性腸症候群かもしれません。

- □ 下痢と便秘がどちらもある
- □ 駅やビルのトイレに駆け込むことがよくある
- □ 排便すると、一気にすっきりしてラクになる
- □ 日によって、便の大きさや硬さが変化する
- □ おならがよく出る
- □ おならが臭いときがある
- □ 食欲がなくなるときがある

す。大気汚染に騒音など、環境的ストレスが大きな都会に、仕事や人間関係のストレスを抱えたビジネスマンが多いことを思えば、納得です。

感染性の腸炎にかかったあとに過敏性腸症候群を発症する人も多くいます。感染性の腸炎とは、細菌やウイルスの侵入により腸壁が炎症を起こす病気。腸壁は日々、細菌やウイルスの攻撃を受けており、免疫力が十分でないと、すぐに炎症を起こします。

この腸炎を繰り返していると次第に腸壁が過敏になり、腸炎は治っているのに、ちょっとした刺激にも反応するようになり、過敏性腸症候群となるのです。

17

デビューしたての20代のビジネスパーソンが危ない

！世間の荒波にもまれ、ストレスいっぱいの若者に多い！

全世代の中で、**過敏性腸症候群**の患者数が多いのは、若い世代です。**とりわけビジネスパーソンに多い**という特徴があります。ちなみに、次章で紹介する**SIBO（小腸内細菌異常増殖症）は高齢者に多い**病気です。

過敏性腸症候群の主な原因は精神的なストレスであり、日常生活のちょっとした不安や緊張も原因になり得ます。そのため、心身症の一種と考えられるほどです。**感受性が強い中学生や小学生がなることも多く、特に授業中、テスト前、登校中、面接中に症状が出るようです。**

また、「学校のトイレに入りにくい」と思っている生徒は、それがさらなる精神的プレッシャーとなって、症状を悪化させています。両親の過度な期待が要因になっているケースも目立ちます。

20代の社会人デビューをしたての会社員は、ノルマ、会議、商談、評価などの緊張や不安を感じる場面が増えます。

そして数年間は、金銭関係、家族関係、友人関係、結婚、転勤、出産、子育てなど、個人的なストレスもついてまわります。以前は男性に多い病気でしたが、女性の社会進出が進んだ今では、その傾向も当てはまらなくなりました。

残業などによって生活が不規則になりがちなのも、よくありません。腸は自律神経と密接に関連しているため、生活のリズムが乱れると影響を受けやすいのです。

平日は夜遅くまで仕事をして、休日は昼まで寝ているような不規則な生活を続けていれば、それは過敏性腸症候群の原因となります。

高齢者に患者数が少ないのは、さまざまな人生経験を積んで多少のことでは動じなくなり、ストレス耐性が高くなっているからだと考えられます。

18

同じ過敏性腸症候群でも3つのタイプがある

❗下痢タイプ、便秘タイプ、混合タイプ

過敏性腸症候群の典型的な症状は、下痢か便秘、あるいはその両方を周期的に繰り返すことです。**便の形状や回数が、いつもと違うことが月に3日以上ある**ようなら、過敏性腸症候群の可能性が高いでしょう。

毎日便が出ていても、トイレにいく回数に増減がある人や、残便感のある人は、予備軍である可能性があります。

注目すべきは、男女によるタイプの違いです。

男性は「下痢タイプ」が多く、突然、下腹部が痛くなり、冷や汗が出て動悸が激しくなることもあります。トイレに駆け込むと、泥水のような便が噴き出します。しかし、緊急事態を脱することができれば、その後は一気にラクにな

るという特徴があります。

一方、**女性は圧倒的に「便秘タイプ」が多い**傾向があります。おなかが数日間張り続け、おならは多いのに、強くいきんでも排便が困難です。たとえ毎日、便が出たとしても、バナナ型ではなく、コロコロした小さな硬い便や、コロコロした便がいくつもくっついた、お団子状態で出て、残便感があります。

こうなってしまうのは、運動不足のせいで、腸の動きが止まってしまっていたり、筋力不足で、排便に必要な腹筋の力が弱かったりするから。

また、過度なダイエットの食事制限のせいで、食物繊維や油分が不足して、十分な便がつくれないことも原因となります。

下痢と便秘を数日ごとに、同じような頻度で繰り返す**「混合タイプ」は、男女両方**に見られます。症状とともに排便の回数も変わり、便秘が続いたあとに下痢がはじまり、下痢が治まるとまた便秘になる、というパターンです。

混合型になるのは、やはりストレスが要因でしょう。あるいは、平日と休日のすごし方全般に大きなムラがあり、腸の動きが安定しないために起こります。

19

便秘を引き起こす、過敏性腸症候群と間違えやすいトラブル

❶ 直腸鈍感、むくみ腸、落下腸

過敏性腸症候群と間違えやすい、「便秘を起こすトラブル」を4つ紹介します。

「直腸鈍感」は、女性に多いトラブルです。

健康なら直腸に便が溜まると便意をもよおしますが、肛門近くの直腸にまで便が降りてきて溜まっているにもかかわらず、便意をもよおさないのです。

便が直腸に長く溜まるために、便から水分が吸収されすぎて、コロコロと硬くなり、さらに便秘になります。トイレを我慢することが日常化したことでクセになったと考えられます。

対策としては、**朝起きたときと寝る前の一日2回、コップ1杯の白湯《さゆ》を飲み、便意を感じなくても決まった時間にトイレに行く習慣をつける**といいでしょう。

似ているけど違う！ 過敏性腸症候群と間違いやすい腸のトラブル①

直腸鈍感

排便を我慢することが習慣になると、直腸が鈍感になり便意を感じなくなる。その結果、慢性的な便秘が発生。

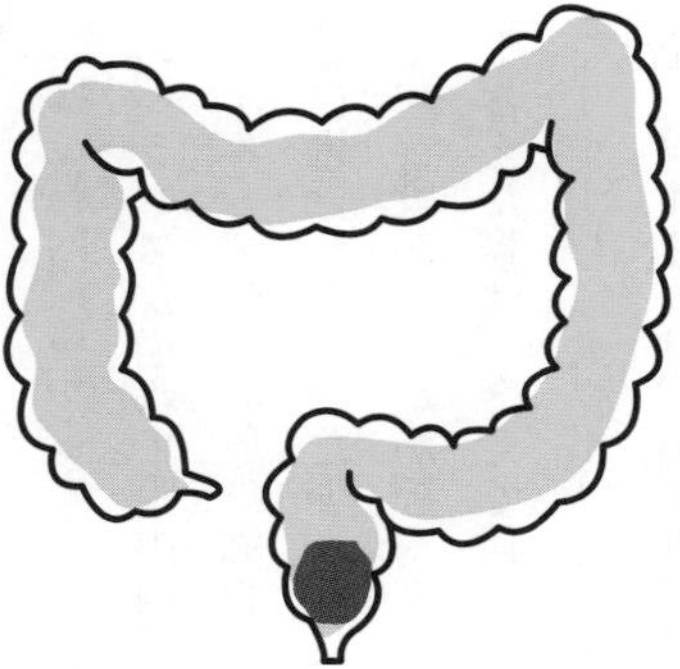

弛緩性便秘

全身の筋肉の低下により、腸の蠕動運動が弱くなり、起こる。高齢者や筋肉の少ないやせた女性に多い。

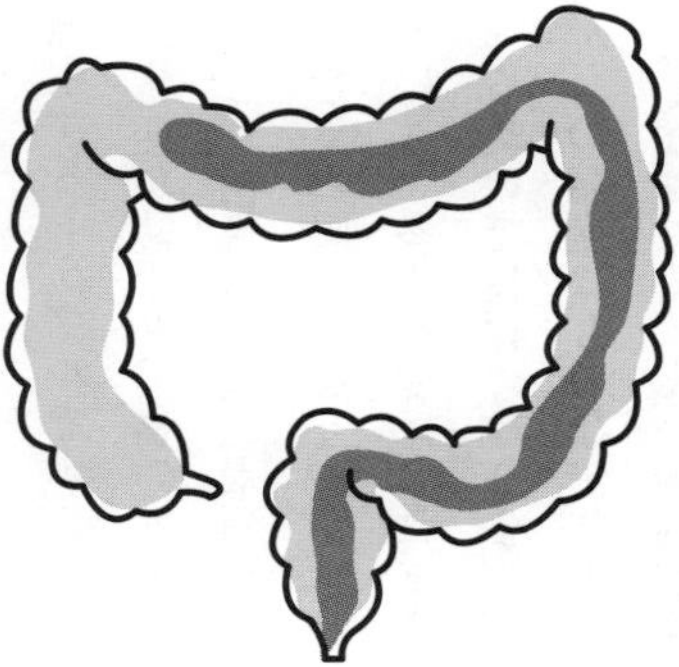

「弛《し》緩《かん》性便秘」は、腸の蠕動運動が弱いせいで起こります。

大腸内を食べ物のカスが通過する時間が長くなるために、便の水分が過剰に吸収されて便が硬くなって起こります。筋肉量の少ないやせた女性、高齢者、寝たきりの人などに多く見られます。対処法としては、腸が動くよう刺激してやる「不溶性食物繊維」（171ページ参照）を積極的にとる必要があります。

「むくみ腸」は、腸内環境がよくないときに発生するトラブルです。

腸内細菌のバランスが崩れて腸内環境が悪い状態が続くと、腸の粘膜に炎症が起きます。すると、腸内の免疫細胞が活性化し、粘膜の細胞に水分が導かれて大腸の腸壁に水分が溜まったように見える「むくみ腸」になります。

代謝が悪く、普段から手足がむくみがちな人にも、多く見受けられます。

水分を多く蓄えた腸は、冷えて動きが悪くなるせいで便秘になります。結果、太りやすくなりますし、大腸ポリープや大腸がんの発症にもつながります。

腸内環境を改善するには、何より「善玉菌」と呼ばれる、よい腸内細菌を増

似ているけど違う! 過敏性腸症候群と間違いやすい腸のトラブル②

むくみ腸

腸内環境の悪化、冷え、運動不足や偏った食事、無理なダイエットなどが原因で大腸の腸壁に水分が溜まる。蠕動運動が弱くなり、便が大腸内に長く留まって便秘がちに。

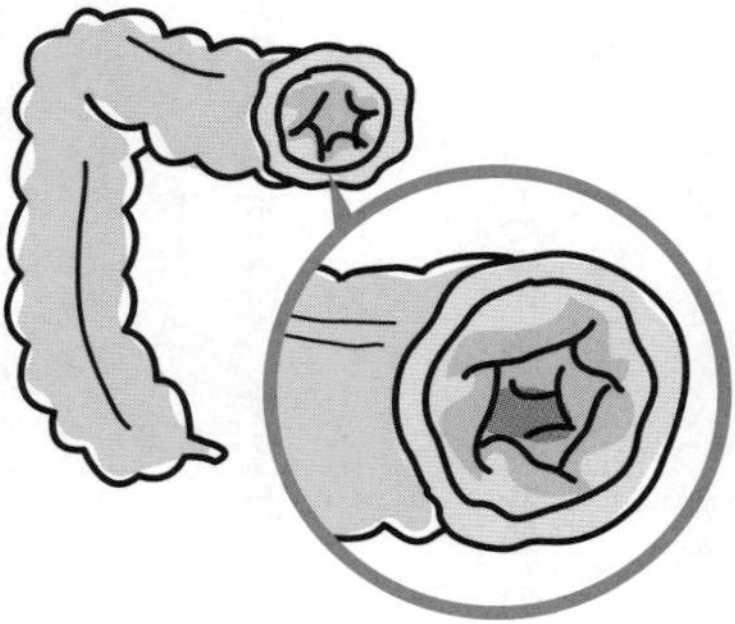

落下腸

腹筋や背筋が弱いために、あるいは遺伝的体質により、横行結腸がたるんで垂れ下がる。大腸の収縮運動が阻害されるために便秘が起こりやすくなる。

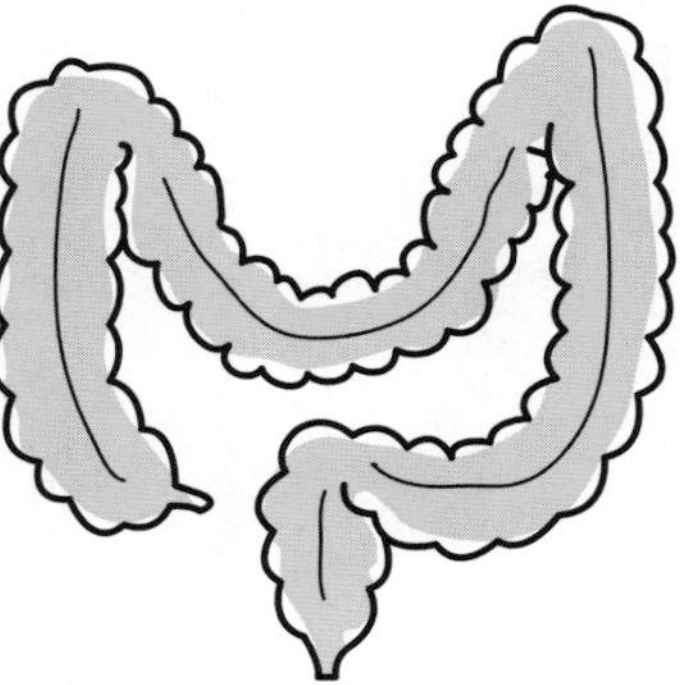

やすこと。その方法はあとの章で詳細に説明しますが、発酵食品や水溶性食物繊維（171ページ）を毎日とることで改善が期待できます。

また、カイロや腹巻きなどでおなかをよく温めること。有酸素運動、ストレッチなども、深部体温を上げて腸内環境をよくするのに効果的です。


「落下腸」は、大腸の上の部分（横行結腸）が垂れ下がっている状態をいいます。ねこ背の人に多いことがわかっており、原因は姿勢の悪さ、筋力不足、骨盤のゆがみなどが考えられます。

ただ、**胴の長い日本人は、生まれつき垂れ下がっているケース**も多くあります。これも便秘の原因になりますが、落下腸そのものを理想の位置に戻すことはできません。

便秘になりやすい人は、腹筋や背筋のトレーニングや腸のマッサージをていねいにし、胸を張ってねこ背を正してケアする必要があります。

6章の、腸にいい習慣をいくつか試してみましょう。

20 リーキーガット症候群でも、過敏性腸症候群の症状が出る

❶ 老化した大腸からは、毒素が血管へと漏れやすい

年をとると、大腸の壁にも不具合が生じます。大腸の壁は粘膜で覆われていて、その外に血管が通っています。健康な腸は、水分、ミネラル、消化された栄養素だけが粘膜をすり抜けて外側の血管に流れ込む仕組みになっています。

ところが、腸が老化すると、腸粘膜の細胞と細胞のつながりが弱くなり、隙間ができてしまいます。**この隙間を通って、本来、ブロックされるはずの病原菌やウイルス、有害物質、未消化の栄養素などが血管に入ってしまうのです。**

この現象を「リーキーガット症候群」といいます。リーキーガットとは、「漏れやすい腸」という意味です。

腸に備わる免疫機能（バリア）は3種類に分けられます。

①免疫細胞などの生物学的なバリア
②腸内フローラが関与する環境因子バリア
③腸管の細胞と細胞がしっかりと閉じていることで硬化する物理的バリア

リーキーガット症候群は、③の物理的バリアが緩んでしまう現象です。

大腸の外の血管は、肝臓に通じています。したがって、リーキーガット症候群になると、本来なら排除されるはずの病原菌やウイルス、毒素が肝臓に運ばれることになります。異物と判断された物質は肝臓によって解毒されますが、肝臓には大きな負担がかかります。**さらに大腸の中のＬＰＳ（糖脂質、リポ多糖）という毒素は免疫増強作用もありますが、肝臓がんの原因にもなり得ます。**

また、バリア機能障害を起こすと、免疫細胞が過剰に反応して、腸そのものが炎症を起こします。これを**自己免疫疾患**といいます。リーキーガット症候群は、多くは腸の老化によって起こりますが、偏った食事や暴飲暴食、ストレスによって腸内環境が悪化すれば、若くても発症する可能性はあります。

リーキーガット症候群になると…

正常な腸粘膜

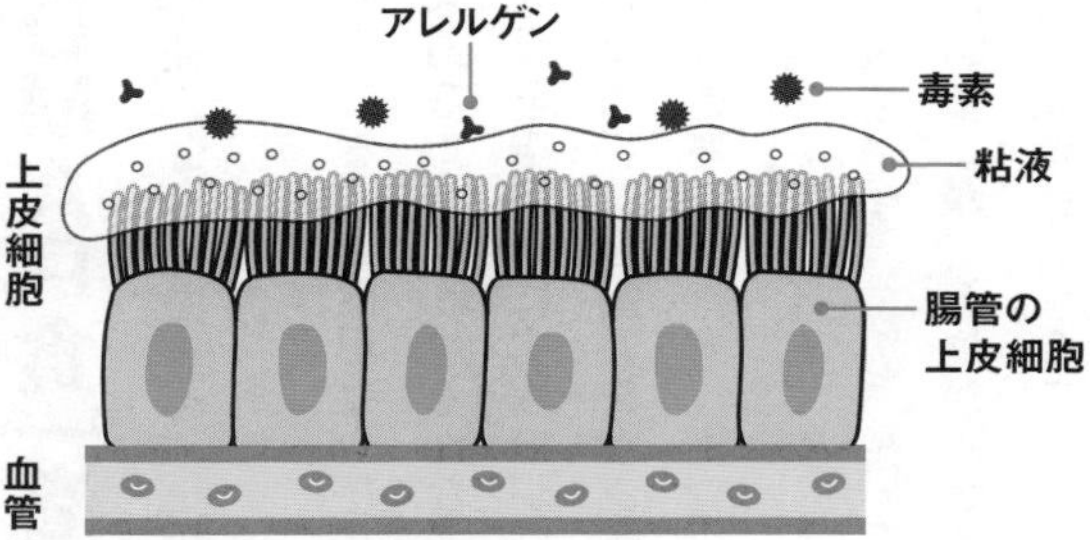

消化された栄養素以外の毒素やウイルス、アレルゲン、未消化の栄養素などの有害物質を腸粘膜（上皮細胞）がブロックする。

リーキーガット症候群の腸粘膜

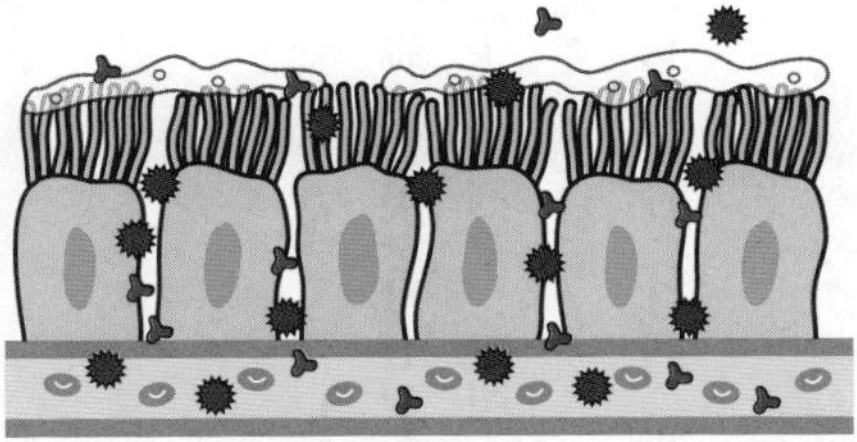

腸粘膜のバリア機能や細胞同士の結合が壊されることにより、毒素やウイルス、アレルゲンなどの有害物質が細胞の隙間から血管内に侵入して、免疫機能が低下する。

21

対処法①「FODMAP食」を試そう!

! 糖質や水分も必要量を摂取する

おなかが痛くなると食欲がなくなり、いくら何か食べなさいと言われても、無理な場合もあるでしょう。そんなときは、一度、腸内環境を**リセット**する意味でも、胃と腸を空っぽにするのがいいでしょう(174ページ参照)。

その後、**4章のFODMAP食事療法を試してみてください**。

そして**症状が落ち着いたら、通常の食事内容に戻し**、一日に3回、規則正しく食べることを心がけてください。

特に朝食は重要です。「**やせたい**」「**時間がない**」「**食欲がわかない**」と、**朝食を抜く人がいますが、それが過敏性腸症候群を招いているかもしれません**。

体が目覚める時間帯に食べることで、胃や腸もリズムに乗れるのです(これについては137ページ参照）。

整腸にいいヨーグルトや半熟卵、食物繊維の多い穀類や野菜類を食べましょう。糖質はダイエットによくないのは事実ですが、**主食やイモ類、根菜類を極端に減らしてはいけません。**日本人は食物繊維の多くをこれらから摂取しているからです。まず減らすべきは、ジャンクフード、菓子類、清涼飲料水です。

水分も、胃腸の調子を整えるために大切です。人体の55〜60％は水分で、汗や呼気、尿として常に排出されますので、その分は補う必要があります。

活動量や季節によって異なりますが、一日約2・5リットルの水分補給が必要で、そこから一般的な食事に含まれる水分量を差し引くと、**一日1・5リットルくらいの水を飲むのがいい**でしょう。

「水を飲むとやせる」と信じ込んで、一日に2リットル以上も飲む人がいますが、「すぎたるは及ばざるがごとし」です。飲みすぎれば血液量が増えて血圧が上がり、胃液が薄まって消化不良になり、冷えて下痢をしかねません。

22

対処法② ストレスと折り合って生きる術を持とう

❗ 自然の力をもらう――近所の公園を歩くのもおすすめ

過敏性腸症候群の原因が「ストレス」だとわかっていても、環境や人間関係が原因だったりして、そのストレスから逃れられない人は多いでしょう。

ストレスフルな現代社会において、ストレスとなる原因を完全にとり除くことは、そもそも無理な相談です。だから、ストレスとうまく折り合って生きる方法を考えなければなりません。

たとえば、あなたの趣味は何でしょうか？　体を動かすアウトドアのアクティビティー、インドアの楽器演奏や料理、読書や将棋など、何でも構いません。仕事など日常の嫌なことから離れ、時間がたつのを忘れることができるものがあれば、ストレス対策になります。

最近は平均寿命が延びたこともあり、年をとってから新しい趣味に挑戦する人が増えました。ワインスクール、オートキャンプ、山歩き、語学学習など、「はじめてみたら、思いのほかハマった」という話はよく聞きます。

高齢者でもそれが可能なのですから、若ければ新しい趣味を増やすことは容易でしょう。**趣味を広げれば仲間が増え、新しい友人と話をすれば、脳の活性化にもつながります。**

千葉大学の宮崎良文特任研究員は、「今の人類の歴史は600万〜700万年前に始まり、人はその99・99％を自然の中ですごしてきた」という主旨のことを話しています。もともと人間は、自然の中で生きるようにできていて、都会で暮らすことには無理があるとか。24時間、人工物で囲まれた都会にいれば、血圧が上がり、胃や腸が痛くなるのも当然といえます。

奥深い山に行ければ最高ですが、森に行けばストレスも緩和され、その**効果は数日続きます**。近所の公園を散歩するだけでも効果はあります。

このほか、過敏性腸症候群の人がやるといいことには、次のようなものがあります。

・FODMAP食事療法

・食物繊維の多い食事以外の、運動や口腔ケアなどの生活習慣

第3章

異常ナシなのに腹痛に襲われるなら

「SIBO（小腸内細菌異常増殖症）」かも？

小腸

23

緊急事態！ 大腸からの逆流でSIBO発生！

最近、わかってきた、新しい腸の不調

「SIBO」とは、Small Intestinal Bacterial Overgrowth の頭文字をとった略称で、「小腸内細菌異常増殖症」のことです。

読んで字のごとく、小腸の中で、細菌が異常なほどに繁殖してしまうのですが、症状は、**「おなかがチクチク痛い」「おなかが張る」「胸やけがする」「下痢や便秘が治らない」**などであり、**過敏性腸症候群と変わりません。しかし、その原因は異なります。**

原因や治療法を解説する前に、小腸と大腸をつなぐ部分の構造を知っておきましょう。左の図を見てください。小腸の末端は大腸に突き刺さるように入り込んでいます。そして、大腸の腔内《くうない》で上下2枚の唇に似た高まりをつくってい

バウヒン弁の拡大図

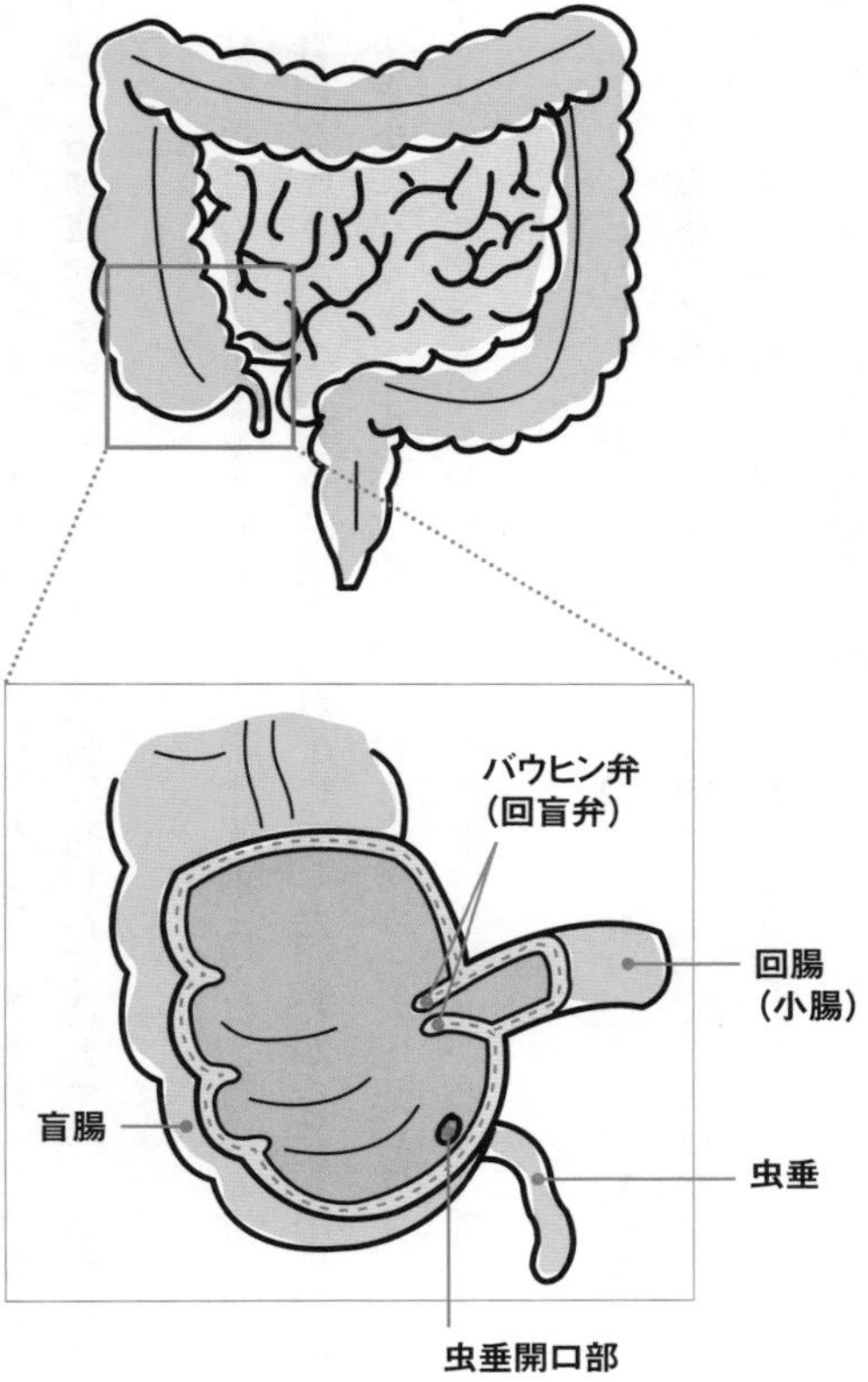
バウヒン弁
（回盲弁）
回腸
（小腸）
盲腸
虫垂
虫垂開口部

ます。これはバウヒン弁と呼ばれる部分で、大腸に送られた食べ物が逆流するのを防ぐ蓋《ふた》のような働きをしています。バウヒン弁は回腸（小腸の下方部分）と盲腸をつないでいるため、「回盲弁」とも呼ばれます。弁を通って大腸に入ったものは、蠕動運動によってゆっくりと直腸に向かって真上に推し進められていきます。

なお、結合地点の下側にあるのが虫垂で、数十年前までは、盲腸ともいわれ、退化して特別な働きをしていないと考えられていました。だからここが炎症を起こして虫垂炎になると、手術で摘出していた人も多かったと思います。でも今では、免疫機能を司《つかさど》る重要な役割を担っていることがわかっています。

小腸と大腸は、どちらも「腸」という名前がついており、1本の管のようにつながっている臓器ではありますが、大きさも働きもまったく異なります。

それゆえ、**いったん、大腸に入ったものが小腸に逆流すれば、トラブルが発生します。**そのトラブルがＳＩＢＯなのです。

小腸に逆流するとSIBOになる

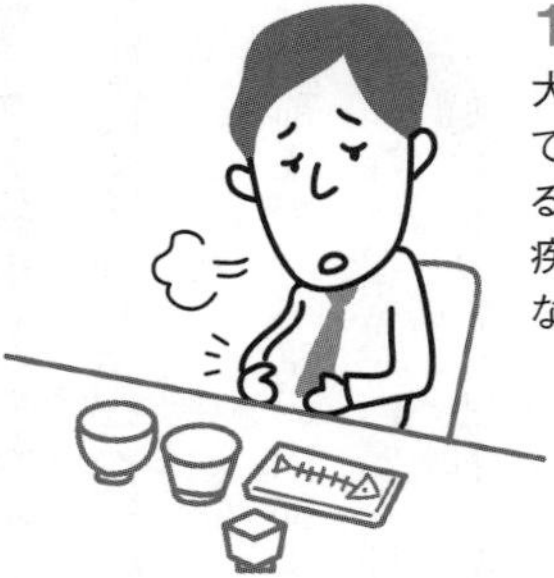

1
大腸の内容物が逆流して小腸に入ることで起こるのがSIBOと呼ばれる疾患。主な症状としておなかが張る。

2
ほかに、ゲップが多くなる、胃酸が逆流する、下痢や便秘を繰り返す、消化・吸収力が低下して栄養状態が悪化するなどの症状が出る。

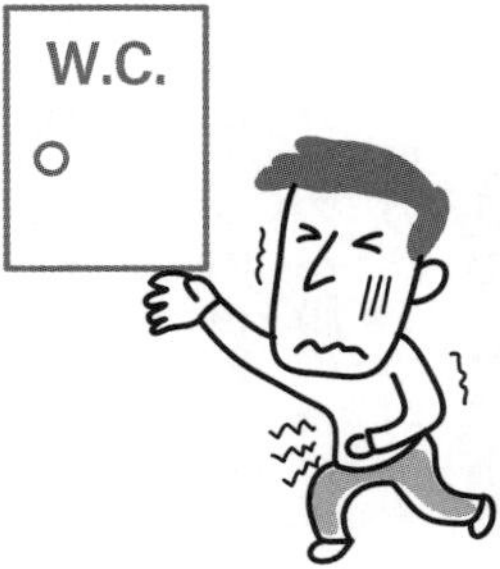

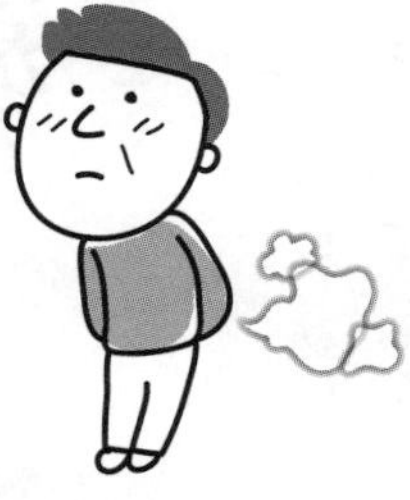

3
SIBO発症の原因として、慢性的なストレスやアルコールの過剰摂取、間食などの生活習慣の乱れ、胃薬の長期的服用などがある。

24

なぜ、小腸で細菌が異常に増殖してしまうのか？

❶小腸に溜まったガスは膨張感や痛み、炎症を起こす

25年ほど前まで、小腸の内部は、医療器具では見ることができない〝謎の空間〟でした。なぜなら、口から挿入する胃カメラでは、中まで入っていったとしても、小腸は折りたたまれているせいで十二指腸の途中までしか見ることができず、肛門から入れる大腸内視鏡では、小腸の終わりまでしか観察できなかったからです。

それが、2000年以降、ダブルバルーン内視鏡や飲み込んで使うカプセル内視鏡が開発され、クネクネと伸び縮みする小腸の長い管のすみずみまでチェックできるようになったのです。その成果のひとつが、大腸に入ったものが逆流してトラブルを引き起こすSIBOの発見でした。小腸は栄養素を吸収する

小腸に細菌が逆流すると ガスが発生する

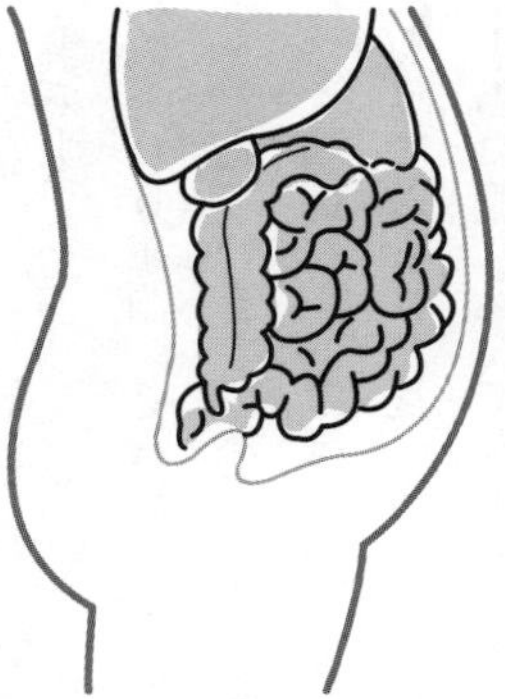

ガスが充満した腸

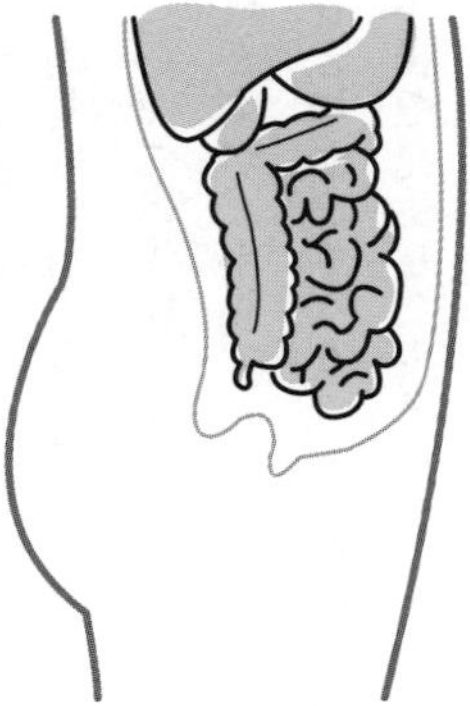

正常な腸

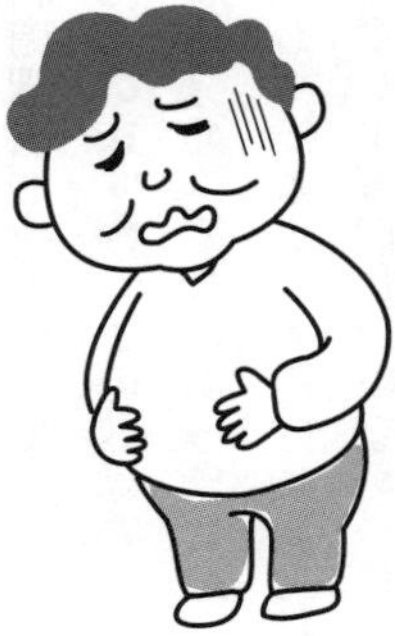

小腸の中に大腸に棲む細菌が入り込むと、ガスを発生する。
それが、膨満感、痛み、下痢などのトラブルを引き起こす。

のが主な仕事であり、大腸は水分やミネラルを吸収して便をつくり、排泄するのが主な仕事です。

大腸内には100兆個（それ以上とも）もの腸内細菌が棲みついていて、大腸内の環境を整えています。**小腸にも細菌は棲んでいますが、その数はわずか1万個ほど。大腸に比べればほんの少量、100億分の1でしかありません。**

いったん大腸に送られた食べ物が、小腸に逆流してくると、大腸内にいた細菌も一緒に小腸に流れ込んできます。すると、わずか1万個しかいなかった小腸の細菌が10倍以上に異常繁殖してしまうことが起こり得ます。

大腸内の細菌は増殖する際に、水素、メタン、二酸化炭素などのガスを発生します。このガスは大腸内であれば血液中にすんなり吸収され、肺から呼気中に排出されますが、小腸で発生した場合、小腸にはガスの吸収機能がないせいでガスの行き場がなくなり、**おなかの張りやゲップ、胸やけを起こします。**胸やけは、小腸で発生したガスが胃液を食道まで押し戻すために起こります。

このほか、下痢、便秘、不眠、体重増減、貧血、うつになることもあります。

25 これじゃあ小腸への逆流が起こっても仕方ないよね

！ SIBOの原因のひとつめが、全身の運動不足

SIBOの直接の原因は、小腸の内容物が逆流する際に、大腸に棲む腸内細菌が小腸に侵入することでした。では、なぜ逆流が起こるのでしょうか？

89ページのイラストをもう一度、見てください。

大腸に入った食べ物は、まず重力に逆らって真上に向かって進みます。この原動力は、大腸自身の蠕動運動です。しかも、小腸で栄養素をすっかり吸収されたあとですから、水分が多いドロドロ状態です。かなり力強い蠕動運動がないと垂直に上がっていきません。

蠕動運動の強さが不十分だと、どうなるでしょうか？　小腸と大腸の結合部に、食べ物が溜まってしまいます。ここには逆流を防ぐバウヒン弁がありますす

が、これは機械のようにピタリと隙間なく閉じる弁ではありません。だから、**大腸の滞留物が多くなりすぎると、あふれ出してジワジワと小腸への逆流がはじまります。**

蠕動運動が弱くなる一番の原因は、運動不足です。

腸の蠕動運動は、腸壁の筋肉の収縮によって生まれます。腸の筋肉を強くするには、まず、全身の筋肉をしっかりとつけることが重要です。

一見、腕や脚の筋肉と大腸の筋肉は関係なさそうですが、相関関係は大いにあります。日ごろから運動をして十分な筋肉を維持している人は、内臓の筋力もしっかりあるもの。家にこもり、座っている時間の長い人は、内臓の筋力もおとろえており、腸に問題を抱えやすいのです。

また、運動をすることで血管内に分泌されるNO《エヌオー》（一酸化窒素）の働きも見逃せません。筋肉の収縮に必要なエネルギーや酸素を運んでいるのは血管です。NOによって血管が若返ると、エネルギーや酸素が腸にも十分に供給されます。

6章のおすすめの運動を今日からやってみましょう。

SIBOの症状

小腸でガスが発生

膨満感、ゲップ、胸やけ

▼

小腸の壁に炎症

痛み、不眠、うつ

▼

大腸内の環境悪化

下痢、便秘、体重増減

▼

ミネラル、ビタミン不足

鉄が不足すると…

下痢、便秘、体重増減

マグネシウムが不足すると…

肌荒れ、月経痛

ビタミンが不足すると…

視力障害、疲労感
ホルモンのトラブル
免疫力の低下

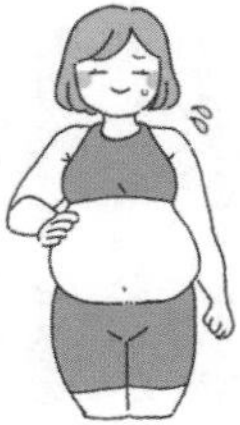

26

ピタリ……動かない。大腸の蠕動運動を不活発にする原因は？

❗ SIBOの原因2つめと3つめは？

SIBOの原因のひとつめは、運動不足によって、大腸の蠕動運動が鈍くなることでした。

原因の2つめに、「ストレス」があります。たとえば、旅行中に便秘や下痢になる人は多くいますね。

脳が強いストレスを感じると、腸の動きはすぐに悪化します。たとえどんなに楽しい旅行であっても、知らない土地に行けば、脳はそれなりにストレスを感じるもの。しかも、電車が遅れた、道に迷った、予約の手違いがあったとか、普段とは違う食べなれないものや飲みなれないものも、大腸の動きを変えます。

とりわけ、脂質は消化するのに時間がかかります。ですから、食べ物がいつも

理想の食間

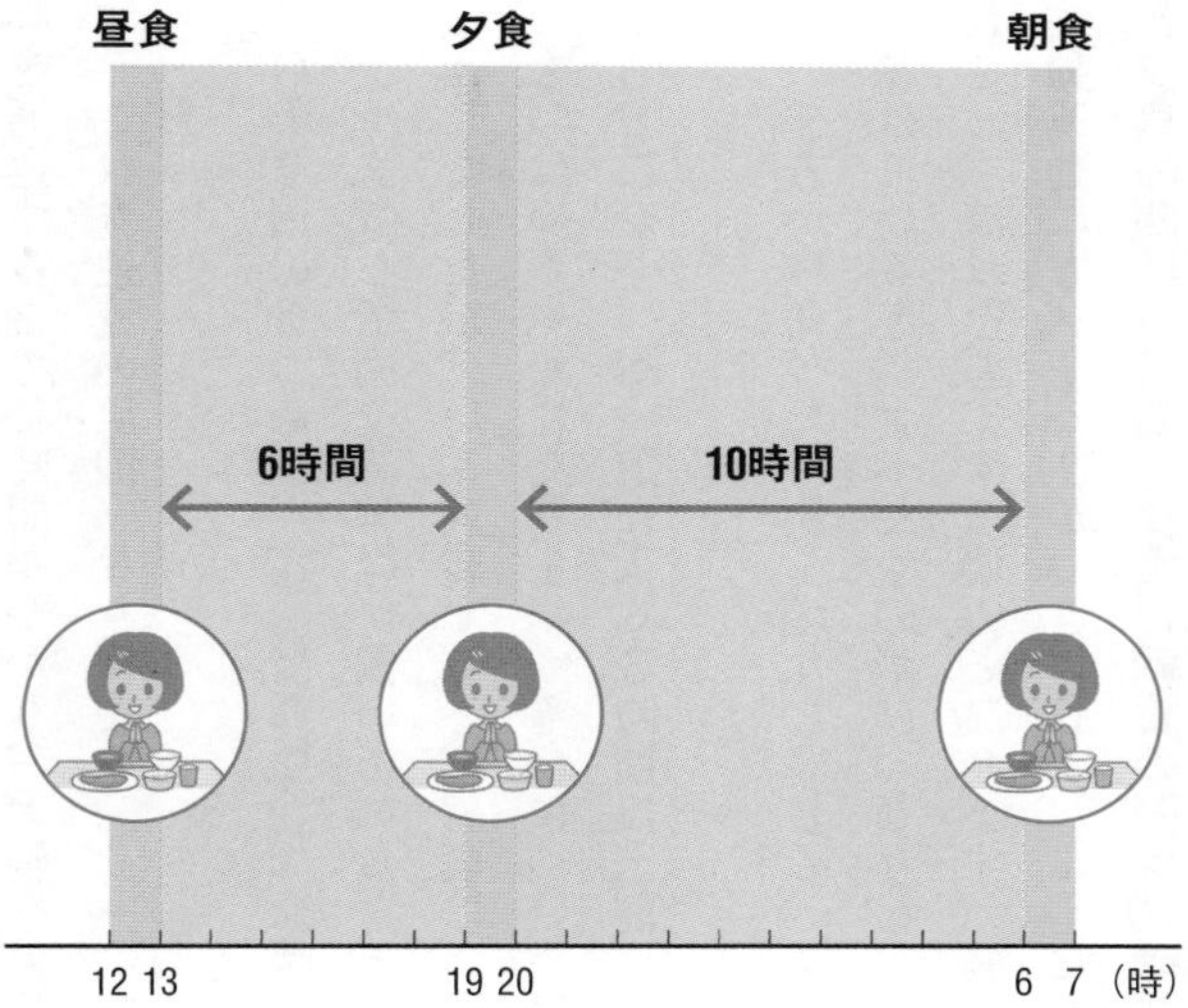
昼食
夕食
朝食
6時間
10時間
12 13
19 20
6 7 (時)

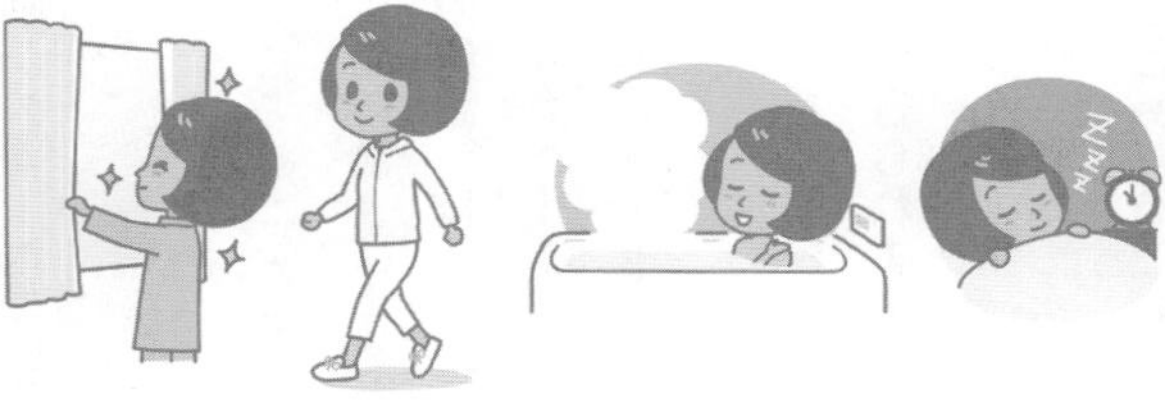

より小腸を通過するまでに時間がかかり、大腸への移動がスムーズにいかなくなります。これも逆流の原因となり得ます。

ＳＩＢＯの原因の３つめは、**「夜遅くに大量の食事をとること」です。**

夜、リラックスして副交感神経が働いているとき、胃腸の働きはよくなると先にお伝えしましたが、いざ就寝すると、胃腸は**〝別の作業〟**に入るために、消化そのものはゆるやかになります。それについては１４０ページで説明します。だからとにかく、ベッドに入る３時間以上前に、夕食はすませましょう。

同様に、夕方から食べたり飲んだりしはじめ、深夜まで長時間にわたってダラダラと続けていると、食べたものがひっきりなしに腸に送られます。これも腸を疲れさせ、流れを悪くする要因となります。腸が空になる時間をつくることで、蠕動運動にもメリハリがつき、動きがよくなります。

昼食と夕食の間は6時間、夕食と朝食の間は10時間ほどあけるといいですね。

27

抗生物質や胃薬が、SIBOを引き起こすこともある

SIBOの原因の4つめは薬

意外にも、「薬」がSIBOの原因になることもあります。そう、SIBOの原因となりやすい4つめが、**薬——特に注意したいのが、抗生物質です。**

抗生物質はひと言でいうと、体の「細菌」を殺す薬。殺すのは悪玉菌、善玉菌を問いません。だから有害な細菌が減る一方で、**善玉菌までも減ってしまい、**その結果、腸内細菌のバランスが崩れてSIBOのリスクが高まるのです。

SIBOの症状が激しい場合、小腸に入った細菌を減らす特殊な抗生物質が処方されることがありますが、医師の指導のもとで飲めば問題ありません。

抗生物質は、細菌を殺しますが、風邪などの「ウイルス」には、効果がありません。それなのにどんな病気にも効く薬だと勘違いして、抗生物質を頻繁に

飲む人がまれにいます。これが必要な善玉菌を減らし不調を招くこともあるので、抗生物質の乱用は絶対に避けてください。

下剤の常用も、SIBOの遠因になります。一般的な下剤は「刺激性下剤」といって、強制的に腸を動かす薬です。これをしょっちゅう飲んでいると、腸が自分から動くことを怠けるようになってしまうのです。

胃酸を抑える作用がある胃薬にも注意が必要です。殺菌作用のある胃酸を抑えたために小腸の細菌が異常繁殖して、SIBOが発生することがあるからです。SIBOになるとガスが逆流して胃酸を食道に押し上げ、胸やけを起こします。この胸やけを抑えようとして飲んだ胃薬が原因で、さらにSIBOを悪化させることもあるのです。

このようにSIBOはさまざまな原因から起こるために診断も難しいのです。検査法はラクツロース呼気検査（次項参照）が一般的で、どうしても症状が改善しなければ、腸内細菌を採取する内視鏡検査を受ける必要があります。一般の外来では不可能なので、設備の整った大きな病院を受診しましょう。

28

2タイプあるSIBO。どんな検査で発見できる？

❗ラクツロース呼気検査で判定

SIBOになると便秘や下痢の症状が起こります。**便秘になるか下痢になるかは、小腸に入り込んだ細菌の種類で決まる**ことがわかっています。腸内細菌は増殖するときにガスを発生しますが、どんなガスを出すかは、細菌の種類によって異なります。

もし、**水素ガスを発生する細菌が多ければ、下痢になる可能性が高く、メタンガスを発生する細菌が多いと、便秘になりやすい**ことがわかっています。どちらの細菌が小腸に入り込むかはわかりませんが、傾向としては、痩せ型の人は水素を発生する細菌が入ることが多く、肥満型の人はメタンガスを発生する細菌が入ることが多いとされています。

ＳＩＢＯによって起こる不調はさまざまありますが、どれもＳＩＢＯだけに起こる特殊な症状というわけではありません。よくある一般的な症状です。

では、自分の痛みがＳＩＢＯによるものかどうか、どうしたら判断がつくのでしょうか？

その答えが**「ラクツロース呼気検査」**という方法です。

腸内細菌のエサとなるラクツロースという合成糖を飲み、20分おきに計９回、３時間にわたって、呼気に含まれる水素ガスとメタンガスの量を調べます。

ＳＩＢＯでない人なら、ラクツロースを食べる菌は大腸にいるはずですから呼気には水素ガスもメタンガスも含まれません。**逆にＳＩＢＯの人は、細菌が小腸に多く流れ込んでいるため、どちらかが呼気に含まれるのです。**

この検査によって、下痢タイプか便秘タイプかの判断もつきます。

ＳＩＢＯだと早期発見できれば、４章で解説する、低ＦＯＤＭＡＰ食事療法で効果的な治療ができます。

ＳＩＢＯでなければ、さらにほかの原因を探ることになります。

29 こんな50歳以上は、SIBOになりやすい

❗ 若いころ以上に、腸の健康に注意

年をとるとともに、SIBOの発生率は高まります。

「自分は健康である」と答えた**高齢者の35％が、実はSIBOだった**というデータもあるほどです。

中には、「もう年だから便秘くらいは仕方がない」と、その症状が病気や病気の予兆だと気づいていない人もいます。**SIBOはさらに重篤な病気の引き金になることもあるので、絶対に軽く見てはいけません。**

高齢者にSIBOが多い一番の原因は、**筋力の低下によって腸の蠕動運動が弱くなること**です。筋肉が落ちると、階段の上り下りが辛くなったり、歩く速度が遅くなったりします。それと同時に内臓の動きも弱くなっているのです。

腸を動かしているのも筋肉であることを、忘れないでください。

ＳＩＢＯのリスクは、見事に筋力の低下とリンクしています。腸の動きが悪くなると、腸のクリーニングが不十分になって小腸の腸壁に食べカスが溜まります。すると、これを好物にしている細菌が小腸内にどんどん増えていって腸内環境のバランスが崩れるのです。

若いうちは、男性には下痢が多く、女性には便秘が多いという傾向が見られます。ところが、**50代になると、男性も便秘で悩む人が増えはじめ、75歳にもなると、男女の差がなくなる**ことがわかっています。

また、高齢になって「急に便秘がちになった」という男性は、大腸がんを発症しているケースも多くあるので、注意が必要です。

50歳をすぎてからも、若いころと同じ量の糖質をとり続けていると、糖質をエサにする悪玉菌が異常繁殖して腸内環境が悪化しやすくなります。

50歳をすぎたら、糖質を控える、食物繊維を多くとる、運動を心がける、ストレスを溜め込まないなど、腸にいい生活、「腸活」を心がけてください。

30 過敏性腸症候群やSIBOを悪化させる、まさかの優良食材

！善玉菌が悪者になるケースも

ＳＩＢＯは、小腸の中に大腸の腸内細菌が侵入し、異常繁殖することで起こるトラブルです。

たとえ大腸の中では善玉菌として活躍していても、小腸に侵入したとたん、腸内でガスを発生させる〝やっかい者〟となってしまいます。

つまり、**腸（大腸）によいとされている善玉菌を増やす食材を食べることで、善玉菌が増殖し、一時的に、過敏性腸症候群やＳＩＢＯによる痛み・膨満感などの症状が悪化してしまう**ことがあるのです。

「高ＦＯＤＭＡＰ食」は、大腸の腸内細菌が特に好んでエサにする、大腸の環境改善によい食材がほとんどです。ですが**小腸では、吸収・分解しにくく、ガ**

スが出て腸壁が押し広げられるせいで、過敏性腸症候群のような膨満感などの症状が一部の人に出ることがわかっていました。

そうした症状を引き起こす食材を、オーストラリア・メルボルンのモナッシュ大学の研究チームがつきとめました。

高ＦＯＤＭＡＰ食品として代表的なのは、**牛乳とヨーグルト**です。

だから、**「本来ならヨーグルトを食べればお通じがよくなるはずなのに、ちっともよくならない。それどころか、かえっておなかの張りがひどくなった。もしかしたらＳＩＢＯかもしれない」と、疑ってみることができれば、優秀です。**ＳＩＢＯの疑いが深まれば、前項で解説したラクツロース呼気検査を受けて、診断を確定させるといいでしょう。

「ＦＯＤＭＡＰ食事療法」については、次章で解説します。

まずは**高ＦＯＤＭＡＰ食の代表である、牛乳やヨーグルトを食べておなかが張ったり、悪化したりしたことはないか？**　思い出してみましょう。

SIBO セルフチェック

該当する項目に☑を入れてください。
3つ以上あったらSIBOの可能性が高いので
ラクツロース呼気検査を受けましょう。

- □ 牛乳、チーズを食べるとおなかが張る
- □ ヨーグルトを食べるとおなかが痛くなる
- □ 納豆、枝豆、ピーナッツ、小豆など、豆類を食べると便秘になる
- □ リンゴやナシを食べると下痢気味になる
- □ タマネギやゴボウを食べるとおならが臭くなる
- □ イモ類を食べるとゲップがよく出る
- □ ナッツ類を食べると胸やけをしがち
- □ パンよりもご飯を食べたときのほうが調子がいい
- □ 肉類を食べてもおなかが痛くならない
- □ コーヒーやお酒を飲んでも、おなかの調子はなんともない
- □ 腰痛がある
- □ 夕食が遅くなる日が週に3日以上ある
- □ タバコを吸っている
- □ 仕事や人間関係の悩みがある
- □ 食欲がわかないことがある
- □ 食事にかける時間がほかの人より短いと思う（早食いだ）
- □ 野菜が不足気味だと思う
- □ 定期的な運動をしていない
- □ 冷え性だ

このほか、ＳＩＢＯの人がやるといいことは、過敏性腸症候群の人と同じように、次のようなものがあります。

・FODMAP食事療法
・食物繊維の多い食事以外の、運動や口腔ケアなどの生活習慣

第4章

過敏性腸症候群とSIBOに「FODMAP食事療法」

——医師の指導のもとで行なおう！

31

細菌のエサになる糖を食べるのをストップ！

❗高FODMAP食を中止してチェック

過敏性腸症候群やＳＩＢＯの初期対応としておすすめの食事療法「高ＦＯＤＭＡＰ食」の名称は、腸内細菌のエサになりやすい糖質の総称で、次の頭文字からなる造語です。

ＦＯは、ＦがFermentable「発酵性の」で、ＯはOligosaccharidesで「オリゴ糖」。

Ｄは、Disaccharidesで「二糖類」。

Ｍは、Monosaccharidesで「単糖類」。Ａはandで特に意味はありません。

Ｐは、Polyolsで「ポリオール（糖アルコール）」を指します。

日本語では、「単鎖炭水化物」といわれ、小腸内で分解や吸収されにくい糖類です。つまり、食物繊維、オリゴ糖、糖質です。

こうした成分をどの程度含むのかは、食材ごとに違います。「穀類なら高い」「野菜なら低い」などと、ひとくくりにできないのがやっかいなところです。同じ穀類でも、高いものと低いものがあるのです。左を参考にしてください。

【高FODMAP食材】

FO（発酵性オリゴ糖）＝大麦、小麦（パン、パスタ、うどん、ラーメン）、ライ麦、タマネギ、豆類（大豆、納豆、ひよこ豆、レンズ豆など）、キャベツ、ブロッコリー、リンゴ、カキ、モモ、スイカ、ごぼう、バナナ、ニンニクなど

D（二糖類）＝牛乳、ヨーグルト、生チーズ、アイスクリームなど

M（単糖類）＝リンゴ、モモ、ナシ、スイカ、グレープフルーツ、サクランボ、ハチミツ、果糖ブドウ糖液糖、アスパラガスなど

P（ポリオール）＝シイタケなどきのこ類、トウモロコシ、サツマイモ、カリフラワー、人工甘味料（ソルビトール、キシリトール）など

これらの食品は小腸に侵入した細菌のエサとなって細菌を異常繁殖させ、痛みのもととなるガスを発生させる可能性があります。ですから、いったん、これらを食べるのをやめれば、小腸内でのガスの発生を抑えられます。

しかし、一度に「高FODMAP食」のすべてをやめる必要はありません。そもそも、これらの食材は、**健康な状態であれば、腸にいいものばかりなので、一気に減らすことによって、余計に体調が悪くなることがある**からです。もうひとつの理由は、細菌によって、それぞれ好みのエサが違うからです。

そこで、**「FO」「D」「M」「P」のそれぞれに該当する食材ごとに、順番に減らしていくという方法を推奨します。**

たとえば、最初の1、2週間めは、「FO（発酵性オリゴ糖）」に該当する小麦（パン、パスタ、うどん）、タマネギ、大豆、をやめてみます。それで調子がよくなれば、引き続き、胃腸の不調が治るまで続けます。

それでも調子がよくならないのなら、「FO」は原因ではないということ。

その場合、3、4週めは「FO」の食材は復活させると同時に、「D（二糖類）」に属する牛乳やヨーグルト、生チーズ（クリームチーズなど）を1週間控えてみます。それでおなかの不調が改善すれば、小腸内で乳製品をよく食べる細菌が異常増殖していたとわかります。そのまま2、3週間続ければ改善するはず。

それでもよくならなければ、5、6週めは「D」を復活させて、「M（単糖類）」を控えます。

それでも改善しなければ、7～8週めには「M」を復活させて、「P（ポリオール）」を控えるという具合に、チェックしていきます。

こうして見つけた食材が、あなたの腸をよくも悪くも刺激しやすい食材です。今後も参考にできます。

ただ、繰り返しますがこれは、SIBOと過敏性腸症候群の、一時的な痛みをなくすための対処法であり、一生続けるものではありません。医師の指導のもとに行なってください。調子が戻ってきたら高FODMAP食を少しずつ復活させましょう。

32

ラクラク簡易版！低FODMAP食事療法に1カ月チャレンジ

今すぐ無理なくSIBOを改善

前項で紹介した方法で、自分に影響の大きい「高FODMAP食材」を特定するには、長い場合だと数カ月かかります。また、**高FODMAP食材は、基本的には腸にいい食材**なので、原因特定のために長期間食べることをやめることで、かえって体調を崩してしまうこともあります。

そこで、てっとり早く症状を鎮めたいという方に私がおすすめする方法が、腸内細菌の好物である高FODMAP食を、腸内細菌のエサになりにくい低FODMAP食に入れ替える「低FODMAP食事療法」です。

要は、一時的に起きている炎症を鎮めることができればいいわけです。そうであれば、いちいち原因菌を特定する必要もないということ。

たとえば、パンやパスタの原料である小麦は「高ＦＯＤＭＡＰ食」の代表ですが、米やそばは「低ＦＯＤＭＡＰ食」です。だから**パンやパスタを、ご飯や十割そばなどに替えればいい**のです。

野菜ならアスパラガス、セロリ、カリフラワー、タマネギをやめて、トマト、ニンジン、ホウレンソウ、カボチャにします。

フルーツも、リンゴ、モモ、ナシ、グレープフルーツの代わりに、バナナ、ブドウ、キウイ、オレンジなどにするという具合。そして、**1カ月ほど低FODMAP食療法を試してみて改善を実感したら、その後は通常の食事に戻します**。これなら、無理なくできそうではありませんか？

「高ＦＯＤＭＡＰ食」と「低ＦＯＤＭＡＰ食」の分類は、次ページを参考にしてください。

低ＦＯＤＭＡＰ食事療法をする際は、満腹になるまで食べないことです。いくら腸内細菌のエサを減らしても、満腹になるまで食べていたのでは、腸内を掃除する時間がないので改善しません。腹七分目を目指しましょう。

早わかりFODMAP食材

**SIBOや過敏性腸症候群の疑いがあるときは、腸内細菌のエサになる高FODMAP食を控えて低FODMAP食にしましょう。

1カ月くらい試して症状が治まれば、徐々に元の食生活に戻します。**

穀類

高FODMAP食	低FODMAP食
パン／パスタ／うどん ピザ／ラーメン	ご飯（米）／そば／シリアル オートミール／ビーフン／ フォー／タピオカ

肉類

高FODMAP食	低FODMAP食
ソーセージ／魚の缶詰	肉／卵／魚 ハム／ベーコン

野菜

高FODMAP食	低FODMAP食
アスパラガス／カリフラワー ゴーヤ／セロリ／トウモロコシ サツマイモ／タマネギ／ゴボウ ニンニク／ニラ 豆類（大豆、小豆、納豆、 ひよこ豆、レンズ豆など）	ナス／トマト／レタス ブロッコリー／キャベツ ニンジン／ホウレン草 ジャガイモ／ハクサイ ダイコン／パクチー 海藻類

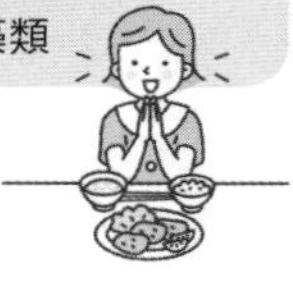

乳製品など

高FODMAP食	低FODMAP食
牛乳／ヨーグルト アイスクリーム プロセスチーズ／クリーム類	バター／マーガリン アーモンドミルク パルメザンチーズ

フルーツ

高FODMAP食	低FODMAP食
リンゴ／モモ／ナシ／スイカ サクランボ／グレープフルーツ アボカド／スイカ ドライフルーツ （干しブドウ、干しイチジクなど）	キウイ／バナナ／イチゴ ブドウ／オレンジ／メロン レモン／パイナップル

飲み物

高FODMAP食	低FODMAP食
フルーツジュース／ウーロン茶 ハーブティー／リンゴ酒	紅茶／コーヒー 緑茶／ココア／豆乳 ビール／ウイスキー

野菜

高FODMAP食	低FODMAP食
トマトケチャップ／ハチミツ 人工甘味料 （ソルビトール、キシリトールなど） バルサミコ酢	塩／味噌／醤油／豆腐 マヨネーズ／オリーブオイル メープルシロップ

33

メニューを替えるだけで不快なおなかの張りにバイバイ！

❗低FODMAP食は簡単にできる

低FODMAP食を中心にしたメニューも、簡単に見ておきましょう。

朝食に食べている人が多い**パンと牛乳。これは典型的な高FODMAP食**ですから、**ご飯と味噌汁に干物や卵焼きを添えた和食やお粥に替え**ます。あるいは**シリアルとコーヒーに替え**ます。シリアルは、小麦よりも米やオーツを使ったものがおすすめです。また、**ソーセージより**ハムが**ベター**です。

ランチは**パスタやラーメン、うどんはしばらくやめて、そば**にしましょう。海老天そばはいいでしょう。焼き魚定食や生姜焼き定食もOKです。

夕食を居酒屋で食べる人は、**ピザやポテトサラダ**に注意です。**肉や魚は低FODMAP食**なのでどんどん食べてください。

早わかりFODMAP食

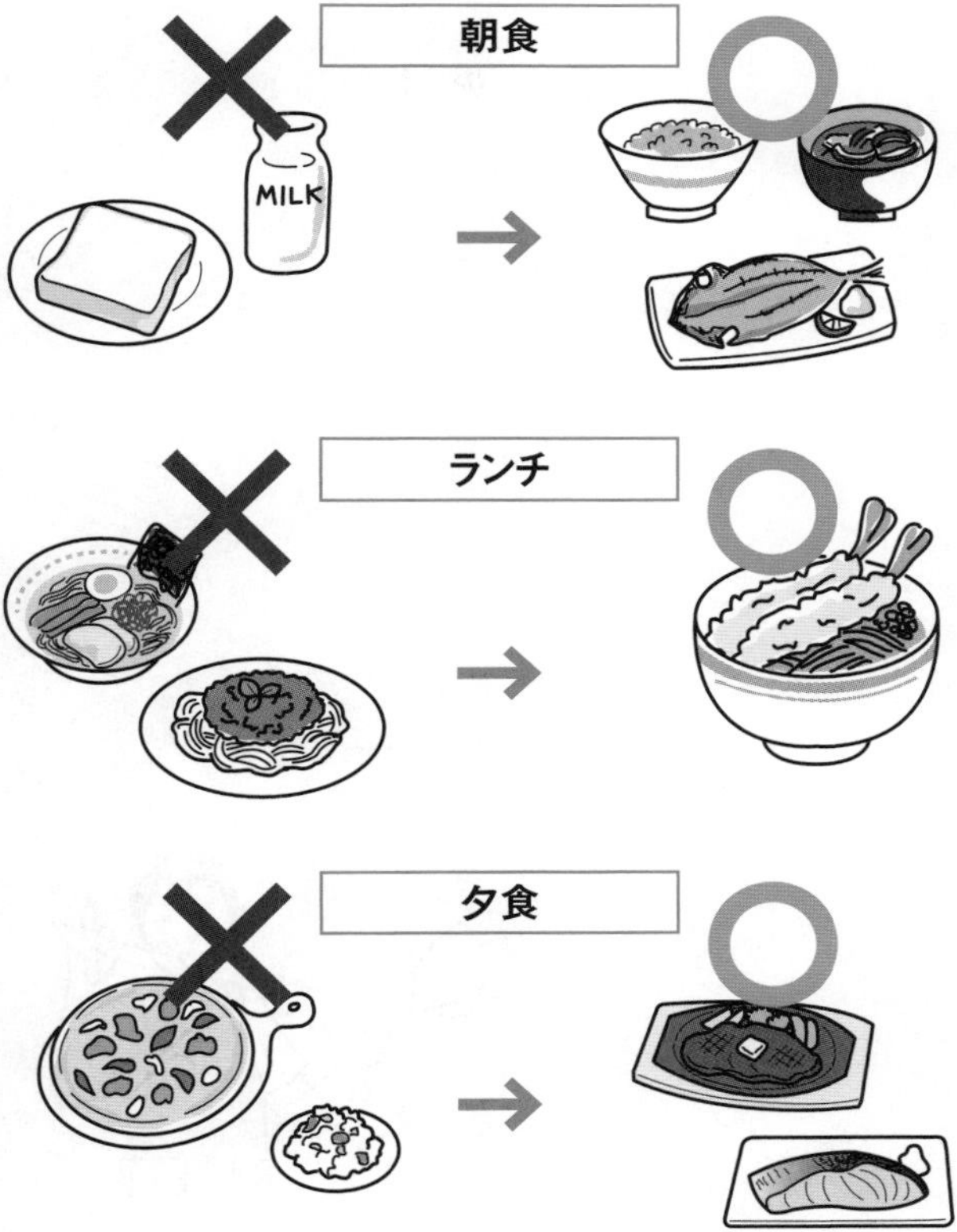

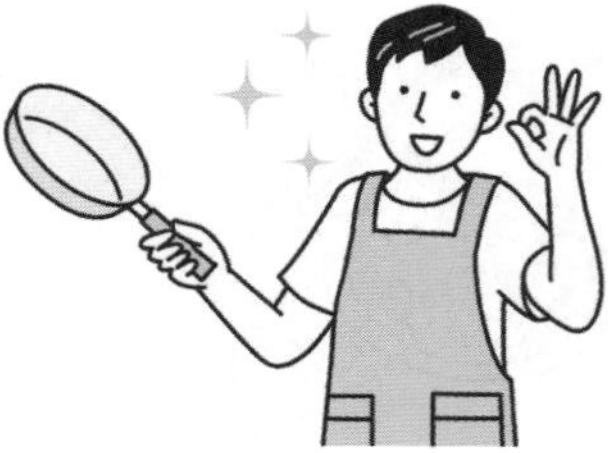

第5章

1週間でおなかスッキリ「胃・食道・十二指腸」の話

――逆流を防いで病気にならない！

34

「袋」の名にふさわしく、胃は、食べたものの貯蔵庫でもある！

消化ばかりが能じゃない！　胃は、筋肉でできた袋

本章では、胃と食道、十二指腸について解説します。

胃は、筋肉でできた袋状の臓器です。空腹のときは、ぺちゃんこにつぶれていますが、食べ物が入ってくると、筋肉の胃壁が伸びてふくらみます。

胃の容量は、成人で1・5〜2リットルほど。入り口には「噴門《ふんもん》」という弁があって、いったん胃に入った食べ物が食道に逆流しないようになっています。

胃の主な働きは、胃液と蠕動運動による食べ物の消化です。

胃に食べ物が入ってくると、胃液が分泌されます。胃液には、消化酵素と胃酸が含まれています。胃酸は非常に強力な酸（pH1〜2）で、体内に入り込んだ病原菌の殺菌や、食べ物の消化の補助に欠かせないものですが、強力すぎ

健康な胃は、食べ物が入るとふくらむ

空腹時の胃はぺちゃんこにつぶれているが、食べ物が入ってくると広がる。そして胃の噴門から幽門に向かって蠕動運動が起こり、腸管の口側が収縮、肛門側が弛緩して内容物を先へ押す。広がった胃は1.5〜2リットルくらいの容量になる。

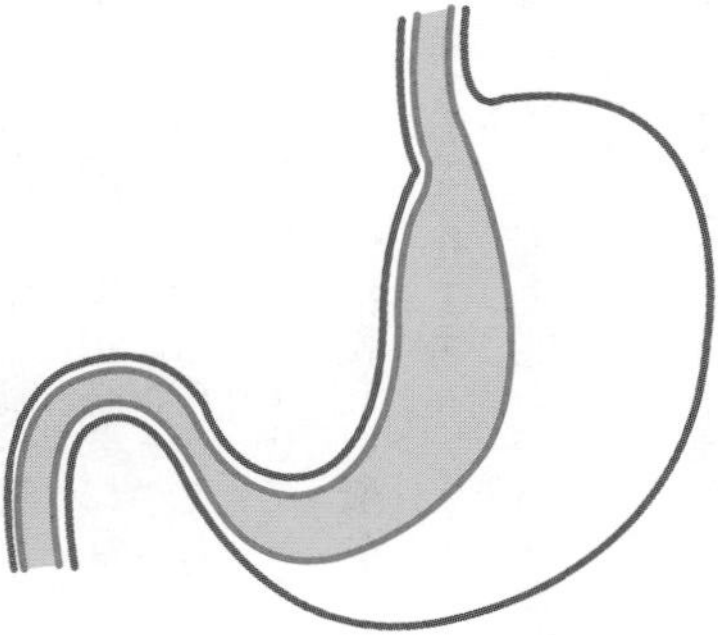

胃液と食べ物が胃の蠕動運動によって、しっかりと混ぜ合わされる。これが消化。消化されてドロドロの粥状になった食べ物は、十二指腸へと続く出口（幽門）近くに溜まり、少しずつ十二指腸に送り出される。

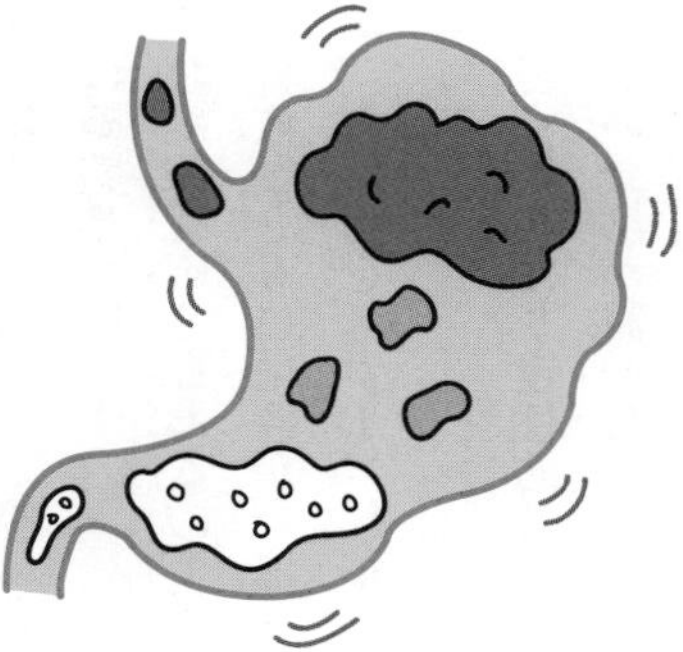

るゆえに胃自身や食道、十二指腸の粘膜を傷める諸刃《もろは》の剣《つるぎ》でもあります。

胃液と食べ物は強い蠕動運動によって混ざり合います。この作業は、主に胃の上部で行なわれ、次第に粥状になって下方に移動していきます。

胃の出口には「幽門《ゆうもん》」があり、食べ物が一気に十二指腸に流れ出ないようコントロールしています。食べ物を少しずつ送り出すことによって腸の負担を軽減し、すぐに次の食事が必要にならないように調整しています。

つまり、胃は食べたものをしばらく溜めておく貯蔵庫でもあるのです。

胃の壁は粘膜で覆われていて、粘膜からは胃液とともに粘液が分泌されます。粘液は傷つきやすい粘膜を胃酸から守るほか、食べ物をスムーズに移動させる潤滑油の働きもあります。

胃粘膜には高い再生能力がありますが、ひどく傷んだり慢性的に傷ついたりしていると胃炎になり、痛みが生じます。粘液の分泌が減ったり、逆に胃酸が多く出すぎたりすると、粘膜が荒れる原因となります。

35 胃にもあった、異常ナシなのに不快な症状――機能性ディスペプシア

！原因は不明でも、治療法はある！

胃がキリキリと痛い、ムカムカする、吐き気がする、もたれるなどの症状がある場合は、まず**胃炎**を疑いましょう。一時的な飲みすぎ、食べすぎが原因であれば、食事を控えたり消化にいいものにしたりして胃を休めれば治ります。これを**「急性胃炎」**といいます。

問題なのは、症状が長く続いたり、頻繁に起こったりする場合です。こうした慢性的な症状があるときにまず行なうべきは、**「上部消化管内視鏡検査」（略して内視鏡検査。俗にいう胃カメラ）**です。

胃カメラは、粘膜の色や胃壁のでこぼこを観察できるので、胃粘膜の炎症や潰瘍、がんといった器質的な病変の早期発見にとても有効。「器質的」とは、

体の組織に明らかに正常でない組織が生じていることで、内視鏡検査で病変が見つかるかどうかは、医師の力量に左右されます。

もし病変があった場合、経験豊富な医師が疑うのは、**「機能性ディスペプシア」**でしょう。英語表記はFunctional Dyspepsiaで、**FD**と略されます。

これは2013年に診断名として認可された新しい病気です。もちろん、それ以前にも存在はしていたのですが、神経性胃炎とか慢性胃炎などとひとくくりにされていました。

ディスペプシアとは、「消化不良」という意味のギリシャ語で、現在では主に胃の不快感を表します。

要するに、**体内にはっきりした原因となる異常が認められないのに、慢性的にみぞおちのあたりに、痛みや胃もたれなどの症状を呈する病気**を指します。原因不明とはいうものの、治療法はあるので安心してください。

機能性ディスペプシアには、以下の3つのタイプがあります。

機能性ディスペプシアの胃は、食べ物が入ってもふくらまない

機能性ディスペプシアの胃の運動機能障害タイプ(PDS)になると、食べ物が入ってきても、胃がしっかりふくらまない。そのため、十分に消化ができない。

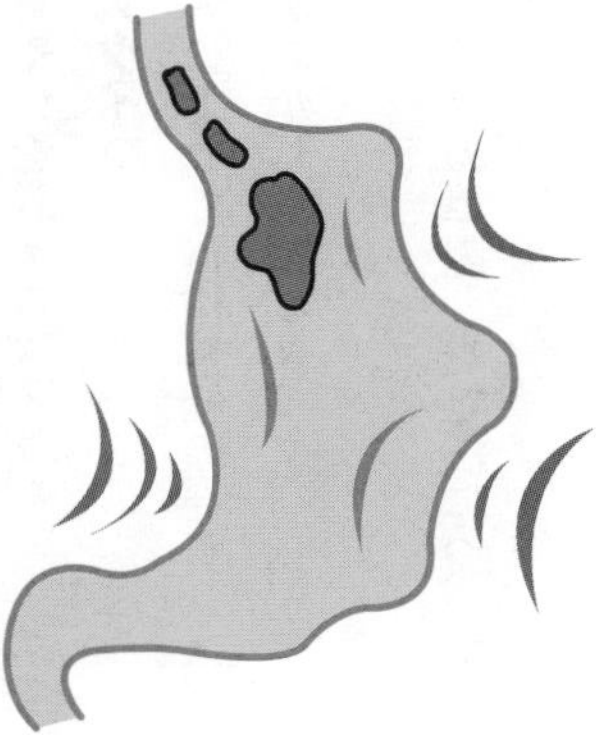

消化されない食べ物が幽門の近くに溜まってしまう。これが消化不良の状態。また、消化されていない食べ物が十二指腸に入ると、うまく処理できないため胃に逆流する。すると、さらに症状が悪化する。

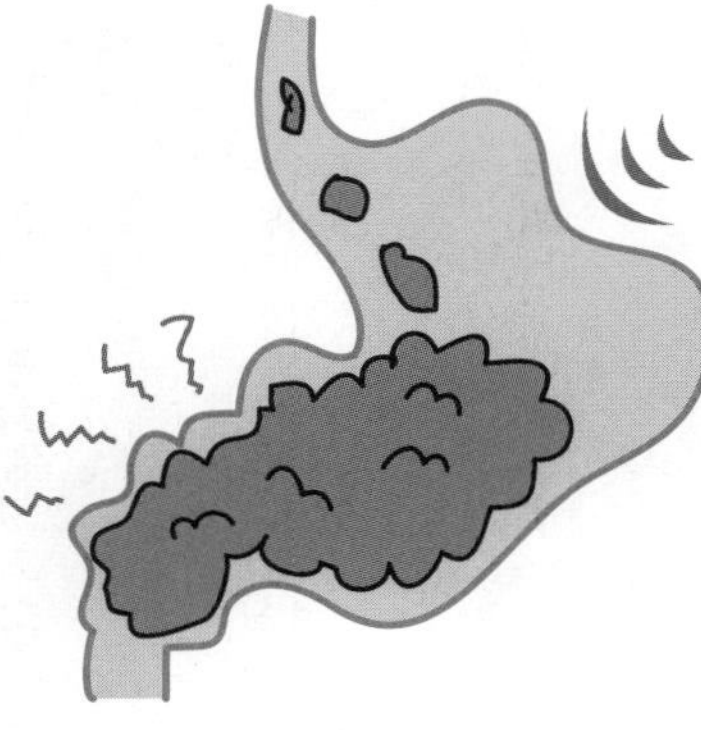

①胃の運動機能障害タイプ

食後《しょくご》愁訴《しょうそ》症候群＝Postprandial Distress Syndrome：ＰＤＳ。食べ物が入ってきても胃がふくらまないせいで、食後に胃もたれ感があり、少量を食べただけでもすぐに膨満感を覚えるといった症状がある

②内臓知覚過敏になっているタイプ

心窩部《しんかぶ》痛《つう》症候群＝Epigastric Pain Syndrome：ＥＰＳ。みぞおちのあたりに、痛みや胸やけを覚えるタイプ

③ストレスタイプ

ストレスによって自律神経のバランスが崩れ、自律神経に制御されている胃の働きがおかしくなるタイプ

3つのタイプの原因と対処法について、次項から説明していきます。

36

ディスペプシア・タイプ①胃の運動機能が悪いタイプ

❗消化不良で胃もたれが起こる

慢性的に胃がもたれる感じがある。そして、食べるとすぐにおなかがいっぱいになった気がして、**十分に食べられない。**

そんな症状がある場合は、前項の①**胃の運動機能障害タイプ**、胃の運動機能障害から起こる機能性ディスペプシアの可能性が高いと考えられます。

「慢性」とは、症状が週に2、3回以上続く、あるいは断続的に3カ月以上続く場合を指します。

健康な胃であれば、食べ物が入ってくると上部がふくらんで消化液を分泌し、蠕動運動がはじまります。**ところが、胃の上部が十分にふくらまないと、完全に食べ物が消化されないまま、胃の下部に溜まっていきます。**これが消化不良の状態で、胃の次に続く器官である十二指腸へ、食べ物がスムーズに移動していきません。それが胃もたれの正体です。

また、無理やり未消化の食べ物を十二指腸に送ると、十二指腸で処理しきれずに胃に押し戻されます。これを**「十二指腸ブレーキ」**といいます。

通常なら、食後3時間もすれば胃は空になって小腹《こばら》が減ったと感じますが、食欲も起きてきません。さらに十二指腸、小腸、大腸にも不具合が広がり、膨満感、下痢、便秘、痛み、胸やけなどさまざまな不調が現れます。

胃がふくらまない機能性ディスペプシアには、**世界初の機能性ディスペプシア用の胃薬、アコチアミド**がよく効きます。服用してから2～3週間すると、胃が正常にふくらむようになり、不快感が薄れていきます。いったん症状が治まって数カ月が経過すると、薬をやめても不快感が出ません。

漢方薬の**六君子湯《りっくんしとう》**も効果が期待できます。主治医と相談のうえ服用ください。

37

ディスペプシア・タイプ②
内臓知覚過敏タイプ

❗ 治療薬で胃酸の分泌を抑える

機能性ディスペプシアの2つめのタイプは、内臓知覚過敏になるタイプで、**心窩部痛症候群（EPS）**と呼ばれるものです。

これは**胃の感受性が強いために、通常なら気にならない胃酸を、過敏に感じてしまう**ことで起こる不調。そのため、酸っぱい液が込み上げる、胃がムカムカする、みぞおちがキリキリと痛い、胸やけがするといった症状が現れます。**似た症状を起こすものに「胃酸過多」**があります。これは胃酸の量が多すぎるために胃の粘膜を傷つける病気です。

機能性ディスペプシアのEPSは、胃酸の量は正常なのに、胃酸に対する感受性が強いために症状が出てしまう、という違いがあります。よって、その治療には、胃酸の分泌を抑える薬を使います。

プロトンポンプ阻害薬（ＰＰＩ）は、胃酸をつくり出す信号そのものをブロックする薬です。胃酸の産生そのものをストップするため、効き目は抜群です。**H_2受容体拮抗薬（H_2ブロッカー）**という薬もあります。これは胃粘膜の胃壁細胞から出るヒスタミンH_2受容体に働きかける薬です。

どちらを服用するかは、主治医と相談して決めてください。

このほか、**唐辛子に含まれる辛味成分カプサイシンが、痛みを感じる受容体を鈍くする**という報告があります。

唐辛子といえば刺激物というイメージがありますが、体内にとり込んでしまえば、**実は痛みを抑える鎮痛効果があるのです。**食事の最初に、唐辛子を使った「きんぴらごぼう」などを食べると、食後に感じる胃の痛みを緩和できます。人によっては片頭痛にも効果があるようです。なるべく薬に頼りたくないという人は、試してみてください。

38

ディスペプシア・タイプ③ストレスタイプ

くよくよ、イライラが胃の動きを悪くする

機能性ディスペプシアの3つめは、**ストレスタイプ**。といっても、ストレスは、①胃の運動機能障害タイプのPDSや、②内臓地殻過敏タイプのEPSの、両タイプの原因にもなり得ます。

腸と脳は、自律神経を通じて密接に関係しています。**脳がストレスを感じれば、脳の視床下部《ししょうかぶ》からストレスホルモンが分泌され、腸に悪い刺激を与えます。**その影響で胃の蠕動運動が鈍くなったり、不規則になったりもします。それが不調の原因となるのです。

繰り返しますが、胃は筋肉でできた袋です。

筋肉による力強い蠕動運動が、消化には不可欠です。もし、**ストレスを感じて蠕動運動が弱くなれば、消化が不十分に**なり、消化不良を起こします。

機能性ディスペプシアには、いろいろなストレスが関与します。仕事、人間関係、金銭問題などの精神的ストレスのほか、睡眠不足や過労、大気汚染や紫外線などの環境要因も、体にとっては大きなストレスになります。

つまり、**消化器官にとってストレスは天敵**なのです。

食事の時間は、リラックスした状態ですごすことが、皆さんが思う以上に大切なのですよ。

たとえば、仕事のことでネガティブな気持ちを抱えたまま、急いで食事をかき込み、またすぐに職場に戻る——そんな日常を繰り返していると、交感神経が働きっぱなしとなり、胃の動きが悪くなって当然です。

昼休みやアフターファイブは、無理に周囲の人に合わせることなどは避けて、自分がリラックスできるようにするのが一番でしょう。

39

朝のスタートダッシュに大きな差！ひと口で、頭のいい人、できる人に変身！

❶ 朝食のポイントは、消化のよいものにすること！

健康な人でも生活習慣が乱れると、機能性ディスペプシアになる可能性があります。胃の動きと働きを知って、胃に負担をかけないようにしましょう。

起床した直後は、副交感神経から交感神経に切り替わるタイミングです。つまり、リラックスモードからやる気モードへの切り替えが行なわれます。

胃や腸は、副交感神経が優勢なときに動きがよくなります。ですから、**起床後、交感神経が目覚めるときは、胃腸の動きが鈍くなる瞬間**ともいえます。

この状況を変えるのが「朝食」です。

朝食を食べるだけで、機能性ディスペプシアへの対策ができるとしたら、非常にお手軽でいいことだと思いませんか？

胃腸は、食べ物が入ってくると、反射的に消化液を分泌し蠕動運動を開始します。ですから、朝食をとれば、自動的に胃の動きをほどよく活性化することができるのです。決まった時間に朝食をとれば、お通じも安定します。

ただし、活性化するとはいっても、起床後は交感神経が優位であることに変わりはないので、朝食には、汁もの、ゆで野菜、ヨーグルトなど、消化のいいものがベターでしょう。

農林水産省の調査によると、20～30代の男性の約30％は朝食を抜いています。ちょうど機能性ディスペプシアが多い年代と重なります。やはり規則正しい朝食が胃腸の調子を整えるのです。

朝食を食べない人は、日中の胃腸の動きが鈍いままとなり、機能性ディスペプシアになる可能性は高まりますし、脳腸相関により心理的な悪影響もあります。朝食を食べない人は、食べる人に比べ、明らかにやる気が起きない人が多いというデータが出ています。朝食抜きは、やはり改めたほうがいいのです。

朝食を毎日食べると…

メリット 1	**集中力・記憶力アップ** 中学生を対象とした研究では、学力が高い(学校の成績や学力テストの点数がよい)ことが報告されている。学習時間が長いなど、良好な学習習慣がつくことが理由と考えられる。テストは午前中から行われることが多く、朝食は生徒にとって特に重要。
メリット 2	**ストレスに強いポジティブマインドをつくる** 中学生、成人を対象とした研究では、朝食はストレスを軽減する効果があることがわかっている。また、小学生～大学生への調査では、「イライラする」「集中できない」などの心の不調が減って肯定的な気持ちが強くなる。
メリット 3	**運動能力・体力アップ** 体力測定の結果がいい人は、きちんと朝食を食べているという報告がある。また、早寝、早起きの人も多い。これはバランスのよい栄養素、特にたんぱく質や炭水化物、鉄、ビタミンB_1、ビタミンB_2などの摂取量が多くなることによる。
メリット 4	**美しくやせる** ダイエットを目的に朝食を抜く人が多いが、これは逆効果。前日の夕食からの絶食時間が長くなり、昼食時に糖質を急激に吸収して中性脂肪が増えてしまう。リズムよく3回の食事をとることが、結果的に肥満予防になる。

出典：農林省

40

なぜ寝る3時間前までに夕食をすませるべきなの？　ホントの理由

❗夕食のポイント――「胃のクリーニング」を邪魔しない！

次に「夕食」について。寝ている間に副交感神経が優勢になって胃が活発に動くのなら、寝る直前に食べてもいいように思うでしょう。しかし私は、**夕食はベッドに入る3時間前までにすませるよう指導しています。なぜなら、寝ているときに胃が活発になるのは、消化とは違う目的を果たすため**だからです。

胃の動きには、食べ物を消化する消化運動のほかに、胃の中をきれいにするクリーニング運動があります。クリーニング運動とは、消化を終えた食べ物を十二指腸に送り出したあとに、残った食べカスや、脱落した古い胃の細胞をきれいに掃除する動きです。

胃の上部を中心に動きの大きな収縮が起こり、このときにグーと音がするこ

胃が行う2つの運動

消化運動

胃に食べ物が入ってくると、胃から消化液が分泌され蠕動運動がはじまり、食べ物が細かく砕かれて消化される。消化された食べ物は、一気にではなく少しずつ十二指腸に送り出される。

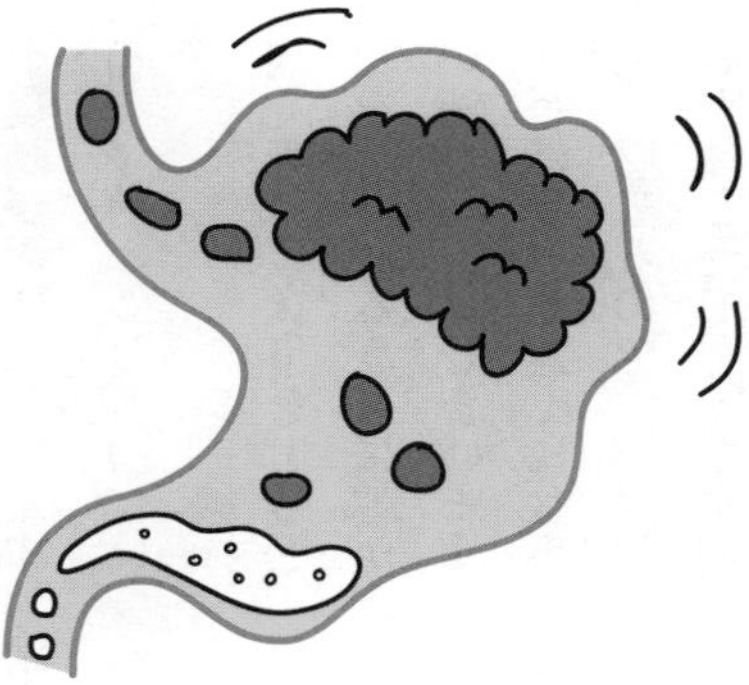

クリーニング運動

胃の上部が大きく動き、食べカスや古い胃壁の細胞をクリーニングする。主に就寝後の深夜にクリーニング運動が盛んになるので、夜、遅い時間に食事をすると、十分に掃除ができず、胃もたれを感じる。

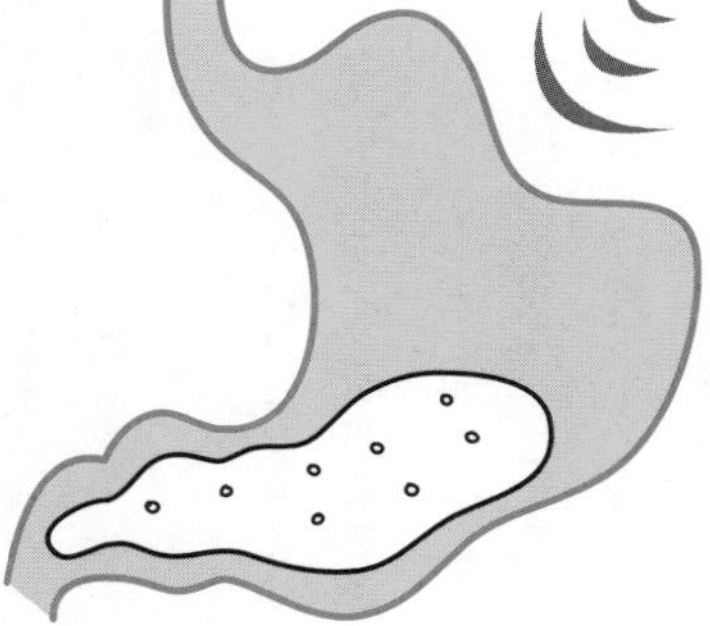

ともあります。クリーニング運動は胃が空になってから開始されるので、食後5～8時間後にもっとも盛んになります。朝食後や昼食後だと、5～8時間たつ前に次の食事が入ってきてしまうので、クリーニング運動が開始できません。

したがって、胃のクリーニングの最大のチャンスは就寝中といえます。**ベッドに入る3時間前に食事を終えると、ちょうど就寝して約2時間後にクリーニング運動が活発になります。**副交感神経がもっとも優勢になり、胃の動きもよくなるタイミングです。

逆に、寝る直前に食事をとると、胃は消化に専念しなければなりません。そして、消化をしているうちに朝がきてしまい、クリーニングを開始できないまま、動きが鈍くなってしまいます。

こういうわけで、夜遅くに食事をとると胃に食べ物が残り、起きてから胃もたれや胃痛を感じるのです。原則、寝る前3時間の間は食事をとらないほうが、胃や腸の健康にとって有効です。

41

胃炎や胃がんの原因菌「ピロリ菌」を見つけたら除菌を

❗キレイにしたあとは明確な差が！

機能性ディスペプシア以外にも、胃炎を起こす原因はさまざまあります。

そもそも**「胃炎」とは、胃粘膜の表面が炎症を起こし糜爛《びらん》（ただれ）している状態**をいいます。**「胃潰瘍」は、胃粘膜が傷つき、粘膜の下層まで届いて胃の組織が欠損し、胃壁がえぐれた状態**を指します。

「胃炎」も「胃潰瘍」も、原因は大きく分けて2つあります。

ひとつは、ストレス、喫煙、飲酒、カフェインなどの刺激によって胃酸が増え、自分で自分の胃を消化してしまうケース。薬や食生活の改善で治療することになります。薬物療法で90％以上、改善されます。

2つめの原因が**ピロリ菌（ヘリコバクター・ピロリ）**です。ピロリ菌は19

82年にオーストラリアの研究者が発見した細菌です。

ピロリ菌は、胃の中でアンモニア、サイトカインなどの毒性のある物質をつくり出し、それらの物質が胃粘膜を傷つけ、慢性胃炎、胃潰瘍、萎縮性胃炎、胃がんなどを引き起こします。**だからピロリ菌を見つけたら、これを除菌するほかありません。**ちなみに「萎縮性胃炎」とは、慢性胃炎が進行し、ピロリ菌や食生活、ストレスなどによって胃の粘膜が薄くなってしまった状態です。

ピロリ菌の感染時期は乳幼児期といわれており、乳幼児期に感染した胃は次第に傷み、30歳くらいから萎縮性胃炎に進行するケースが多く見受けられます。

本来、胃粘膜はなめらかですが、萎縮性胃炎を発症すると、次第にでこぼこになっていきます。この状態になると、10代でも萎縮性胃炎を発症したり、胃粘膜が有害物質を吸収したりするようになります。これが、胃がんの原因になると考えられています。

2006年には、国立がん研究センターが「**ピロリ菌感染者が胃がんを発症するリスクは、健常者の5倍**」と発表しています。

さまざまな胃炎

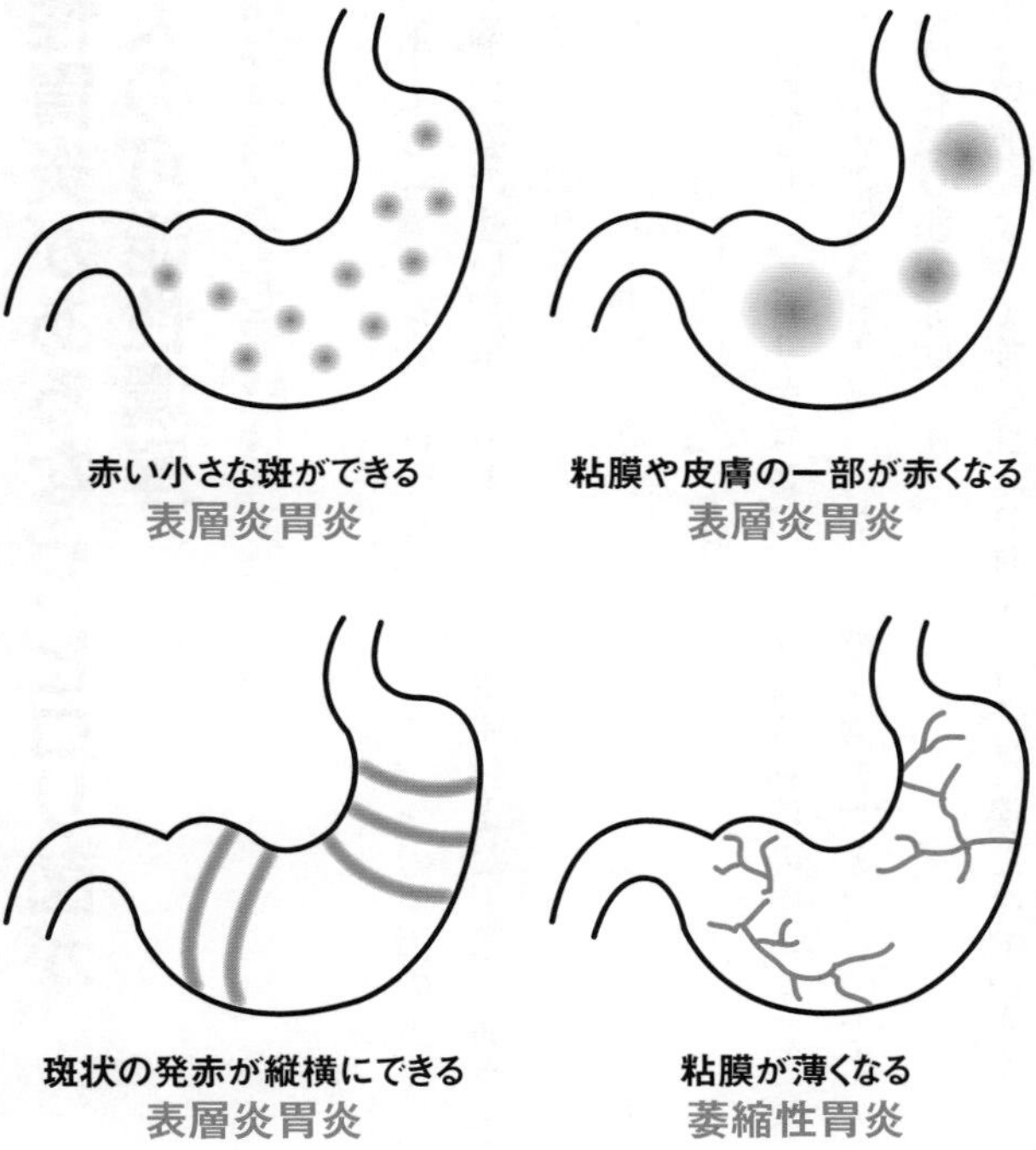
赤い小さな斑ができる
表層炎胃炎
粘膜や皮膚の一部が赤くなる
表層炎胃炎
斑状の発赤が縦横にできる
表層炎胃炎
粘膜が薄くなる
萎縮性胃炎

42

慢性胃炎があるなら、ピロリ菌が犯人の可能性濃厚

❗ 痛みは弱くても胃壁は確実に傷つく

胃炎の中でも**「急性胃炎」**は一過性のもので、その原因の多くは、食べすぎ、飲みすぎ、刺激の強い食事、ストレスなどです。また、強い痛み止めの薬が原因になることもあります。

風邪やインフルエンザなどの感染症、卵や魚によるアレルギー反応として起こる胃炎は、**「内因性急性胃炎」**と呼ばれます。

それとは異なり、ピロリ菌は胃の表層を覆う粘液の中にずっと棲みつき、長く胃炎の症状を継続させます。だから**「慢性胃炎」**となるのですが、**慢性の場合は、ほぼピロリ菌が原因**です。

胃の中は胃酸によって強酸性（pH1～2）に保たれています。これは、食

胃の断層図

正常な状態

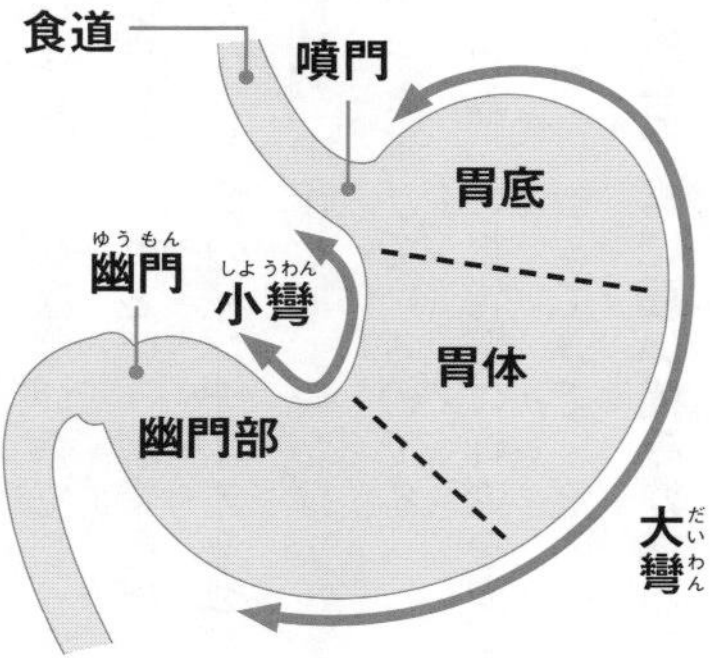

胃炎の種類

慢性胃炎

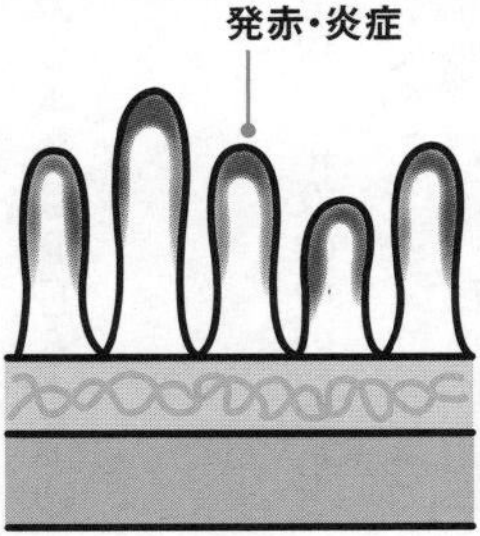

萎縮性胃炎

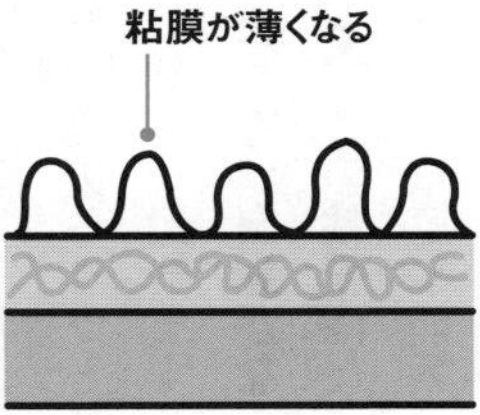

事や呼吸をする際に、空気に紛れて入ってきたいろいろな細菌を殺菌するためで、**ほとんどの細菌はこの胃酸で死滅**します。ピロリ菌も本来はｐＨ６～７の環境を好み、４以下では棲息できません。

それなのになぜ、死なないのでしょうか？

ピロリ菌はウレアーゼという酵素を出します。これで胃の粘液の中の尿素を分解して、アルカリ性のアンモニアをつくり出します。そのアンモニアでピロリ菌周辺の胃酸を中和して、いわばアルカリ性のバリアを張ることで、強い酸性の胃の中を生き延びているのです。

ピロリ菌は棲みついた胃壁に毒素を産生します。するとそれを除去しようと胃粘膜に白血球が集まってきて、そのせめぎ合いの過程で胃に炎症が起きます。

慢性胃炎の場合、常に弱い痛みがあることに体が慣れてしまって、自覚がないこともあります。長年にわたって慢性胃炎を放置しておくと、胃の粘膜はだんだん深くえぐられて傷んでいき、それが胃潰瘍や胃がんといった重篤な病気を引き起こします。

43 除菌成功率は90%以上！ 胃がんリスクも低減

❗ 2つの検査を受けてみよう

どのようにしてピロリ菌に感染するのでしょうか。主な感染ルートは経口と考えられています。また、ピロリ菌に感染しやすいのは、免疫機能が十分に発達していない**4～5歳以下の乳幼児**であることがわかっています。

赤ちゃんのときに感染者から口移しで食べ物を与えられて感染する場合や、また、上下水道設備が十分に整っていない途上国などでは、糞便に汚染された食物や水の摂取から感染しているケースもあります。

日本人では、乳幼児期の衛生状態がよくなかった時代をすごした60歳以上の方々の80%以上が、ピロリ菌に感染していると考えられています。一方、若年層では感染率が下がり、10代以下では感染者は10%以下と推定されています。

ピロリ菌に感染しているかどうかは、**「ピロリ菌検査」**でわかります。検査には、**尿素呼気試験、血液検査、便中抗原検査、尿中抗原検査、内視鏡検査**の5つがあります。どれかひとつの検査だけでは不確実なため、**尿素呼気試験を含む2つ以上の検査を併用することが推奨**されています。

ピロリ菌がいることがわかったら、除菌を行ないます。近年、タケキャブ（胃酸分泌抑制薬）という特効薬が開発され、除菌の成功率が上がっています。

まず、タケキャブと抗菌薬をセットで服用します。除菌が成功したかどうかは、8週間後に判定します。判定には、再び尿素呼気試験などを行ないます。**成功率は90％と高くなっています。**

もし、除菌が不十分な場合は、胃酸分泌抑制薬と抗菌薬の組み合わせを変えて、もう一度、除菌を行ないます。

除菌成功後は、慢性胃炎が治まり、胃潰瘍や胃がんのリスクは低減しますが、完全にゼロになるわけではないので、その後も定期的な内視鏡検査は必要です。

慢性胃炎に悩んでいる人は、検査を受けることをおすすめします。

44 「食べてすぐ寝ると牛になる」は本当だったよ！

逆流性食道炎になる可能性モ〜！

食べ物を口から胃に届けるのは、「食道」です。その食道が傷つくことによって起こる、代表的な病気が「**逆流性食道炎**」です。

逆流性食道炎は、**胃酸が食道に逆流**することで起こります。

胸やけ、吐き気に加えて、のどの奥に苦みや酸っぱいものが込み上げる感覚があるなら、逆流性食道炎の可能性が高いでしょう。ひどいときは、酸っぱい液が口の中まで込み上げてしまう「呑酸《どんさん》」いう症状が現れます。

胃酸が逆流する理由は、主に3つ考えられます。

ひとつは、**胃酸過多**です。脂質はなかなか消化できないため、胃酸を多く必要とします。脂質の多い食事をとっていると胃酸が多くなりがちで、**子どものころから肉類が中心の食事で育った30歳代に逆流性食道炎が多い**のはそのためです。

また、ピロリ菌に感染していると、萎縮性胃炎で胃酸が減ってしまい、ピロリ菌の除菌をしたあとに胃酸が増えて、逆流性食道炎を起こすことがあります。

2つめの原因は、**食道の筋力低下**です。

食道と胃の間にある噴門が、逆流を防ぐ弁だと説明しましたが、食道と胃の間にあって逆流を防ぐ働きをする下部食道括約筋《かつやくきん》（LES）も、逆流を防ぐのに役立っています。この筋肉の力が弱いと逆流性食道炎になりやすいのです。

下部食道括約筋は、**肥満や加齢によって弱くなる**ことがわかっています。

また、下部食道括約筋が働かなくなると、胃の一部が、食道に入り込んでしまうことがあります。これを「**食道裂孔《れっこう》ヘルニア**」といいます。

3つめの原因は、**食道の粘膜の感受性が強いこと**です。

下部食道括約筋(LES)圧の低下による胃液の逆流

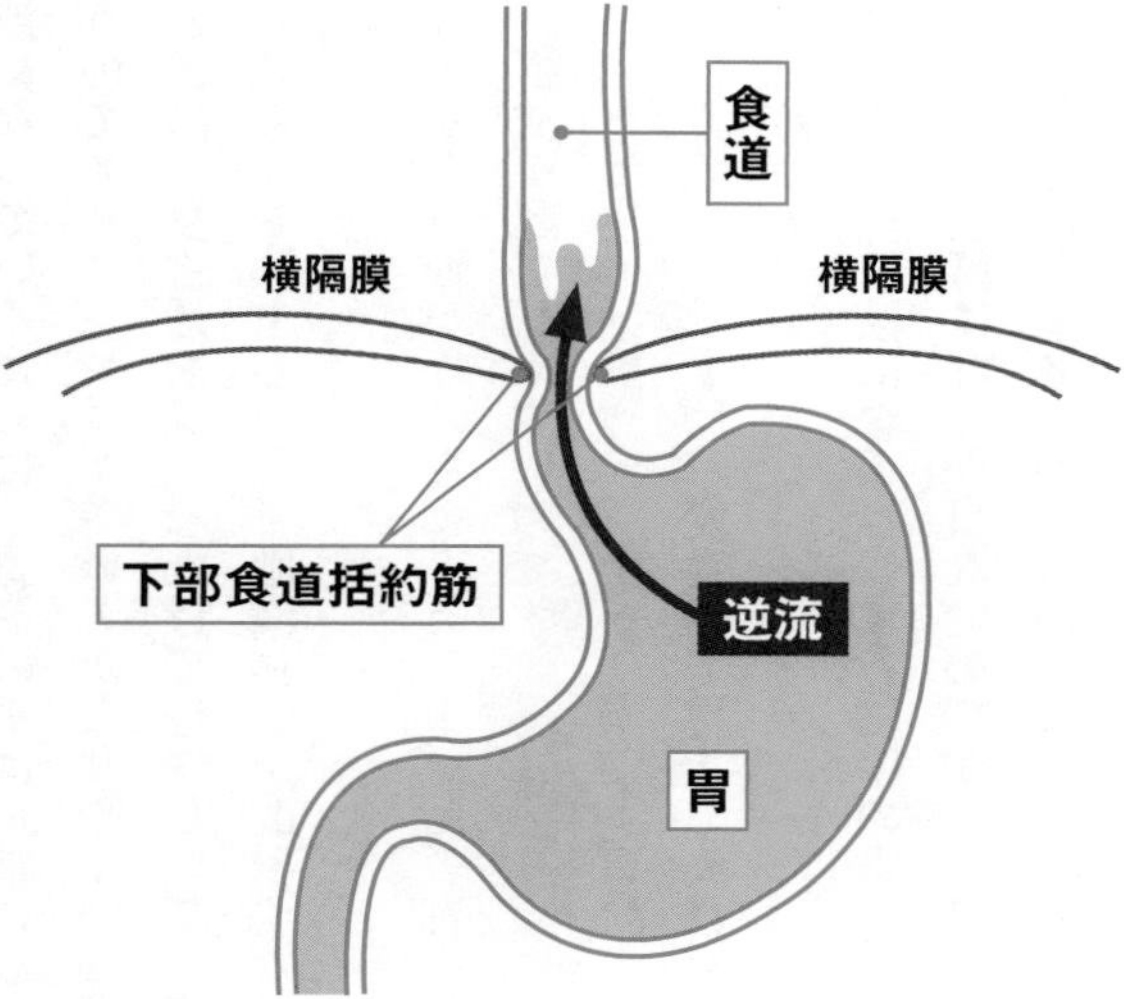

食道が知覚過敏になっているために、胃液の量は正常にもかかわらず、不快感を覚えてしまうのです。ストレスが多い人がなりやすいことがわかっています。**症状が軽いときは、食生活を変えるだけで軽快します。脂っこい食事を控え、夜遅い時間の飲食をやめましょう。**肥満体質を改善するのも効果的です。

食後、すぐにゴロリと寝転がるのもよくありません。胃液が分泌している状態で横になると、逆流が起こりやすいのです。

昔の人は、**「食べてからすぐに寝ると牛になる」**と言いました。すぐに横になることを戒《いまし》めた言葉ですが、牛は一度食べて胃まで入れたものを、また口まで戻して噛み直す反芻《はんすう》動物です。

胃腸の弱い人が食後すぐに横になると、まさに牛のように、胃酸や食べたものが口元まで戻ってくる状態になりかねないのです。牛の場合はそれが正常なので食道を傷めることはありませんが、人間の食道は、胃酸に弱いので気をつける必要があります。

45

胃にやさしい消化にいい食材って？

❗ 早食いや大食いは胃の負担に

胃に入った食べ物が十二指腸に送られるまでの時間を、「胃内滞留時間」といいます。胃内滞留時間が短いほど、「消化にいい食材」ということになります。

もっとも消化スピードが速いのは、フルーツと生野菜です。

炭水化物も、そこそこ消化はいいのですが、特に粉もの（パン、そば、うどんなど）は、**“糖質の吸収スピード”が速すぎて血糖値や血圧、血管の健康のためには、あまりよくありません。**消化にいいからといって、長期的にそればかりに頼ることはおすすめできません。

脂肪分の少ないたんぱく質は、消化にいい食材です。おすすめは卵です。とりわけ「半熟ゆで卵」はバツグンです。固ゆで卵の消化時間が3時間かかるのに対し、半熟卵は、胃内滞留時間は約1時間30分。前菜やサラダに卵をトッピングすれば、消化的にも栄養バランス的にもとてもいいですね。豆腐や納豆、刺身、ヨーグルト、白身魚なども優れています。

逆に、脂肪は消化に時間がかかります。霜降り肉のステーキは、胃を通過するのに4時間45分もかかり、胃もたれの原因になります。

同じ食材でも調理法によって、胃内滞留時間は変わります。「煮る」「蒸す」「発酵させる」「ゆでる」「焼く」は、胃腸への負担が少なく、**「揚げる」は、胃腸への負担が大きく**なります。

胃の調子を整えてくれる食材もあります。ブロッコリーやキャベツに含まれるビタミンUは、**別名キャベジン**ともいい、胃酸を抑えて胃粘膜を守ってくれます。ただし熱には弱いので、ゆでるよりもレンジでサッと加熱し、キャベツはなるべく生で食すのがおすすめです。**ブロッコリーに含まれるスルフォラファンは、ピロリ菌の活性を抑えます。**オクラに含まれるムチン、イカ、タコ、牡蠣《かき》に多いタウリン、海藻に含まれるフコイダンも胃粘膜にいい食材です。

胃粘膜を守る食材と成分

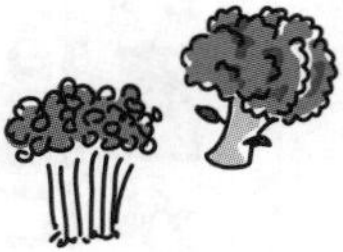
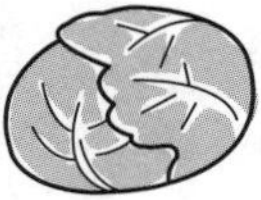
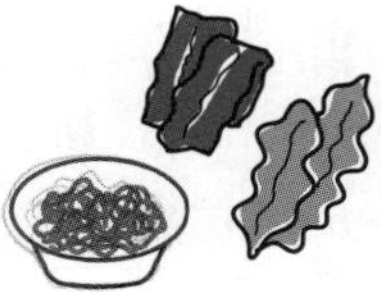

スルフォラファン
ブロッコリー、
ブロッコリースプラウト

ビタミンU
キャベツ

フコイダン
ワカメ、コンブ、
モズク

ムチン
オクラ、ナガイモ

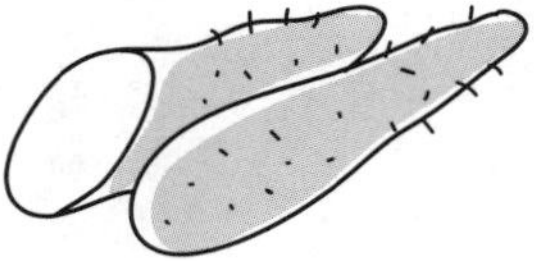
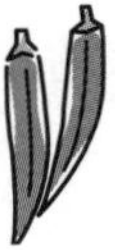

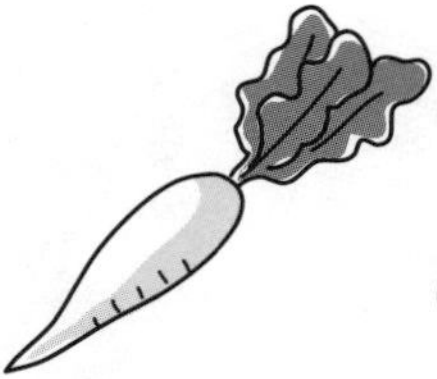
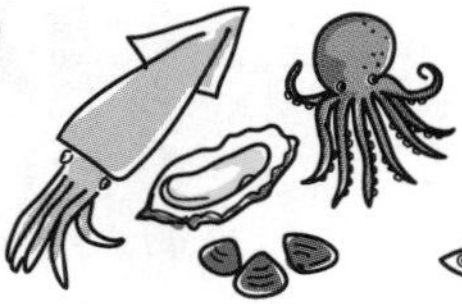
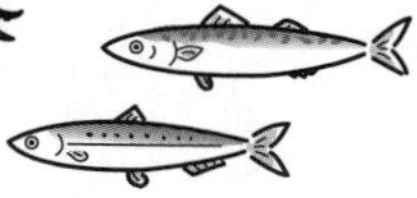

ジアスターゼ、
プロテアーゼ
ダイコン

タウリン
イカ、タコ、
牡蠣、シジミ

EPA、DHA
サバ、イワシ

46

十二指腸には、「胆汁」と「すい液」が流れ込む

さらに消化が進むと次は空腸へ

次は、胃で消化された食べ物が向かう臓器、「十二指腸」を見てみましょう。「十二指腸」とは、「指を12本並べた長さがある」ことから名づけられましたが、実際には25センチほどあります。

十二指腸には、胆のうとすい臓がつながっていて、胆のうからは胆汁、すい臓からはすい液が分泌されます。胆汁《たんじゅう》とすい液は消化液で、ファーター乳頭という部分で一緒になって十二指腸に流れ込みます。ファーター乳頭の開口部には、オッディ括約筋という弁があります。

十二指腸の粘膜からは、セクレチン、コレシストキニン、胃抑制ペプチドという、3種類のホルモンが分泌されます。

胆汁と膵液はここで合流!

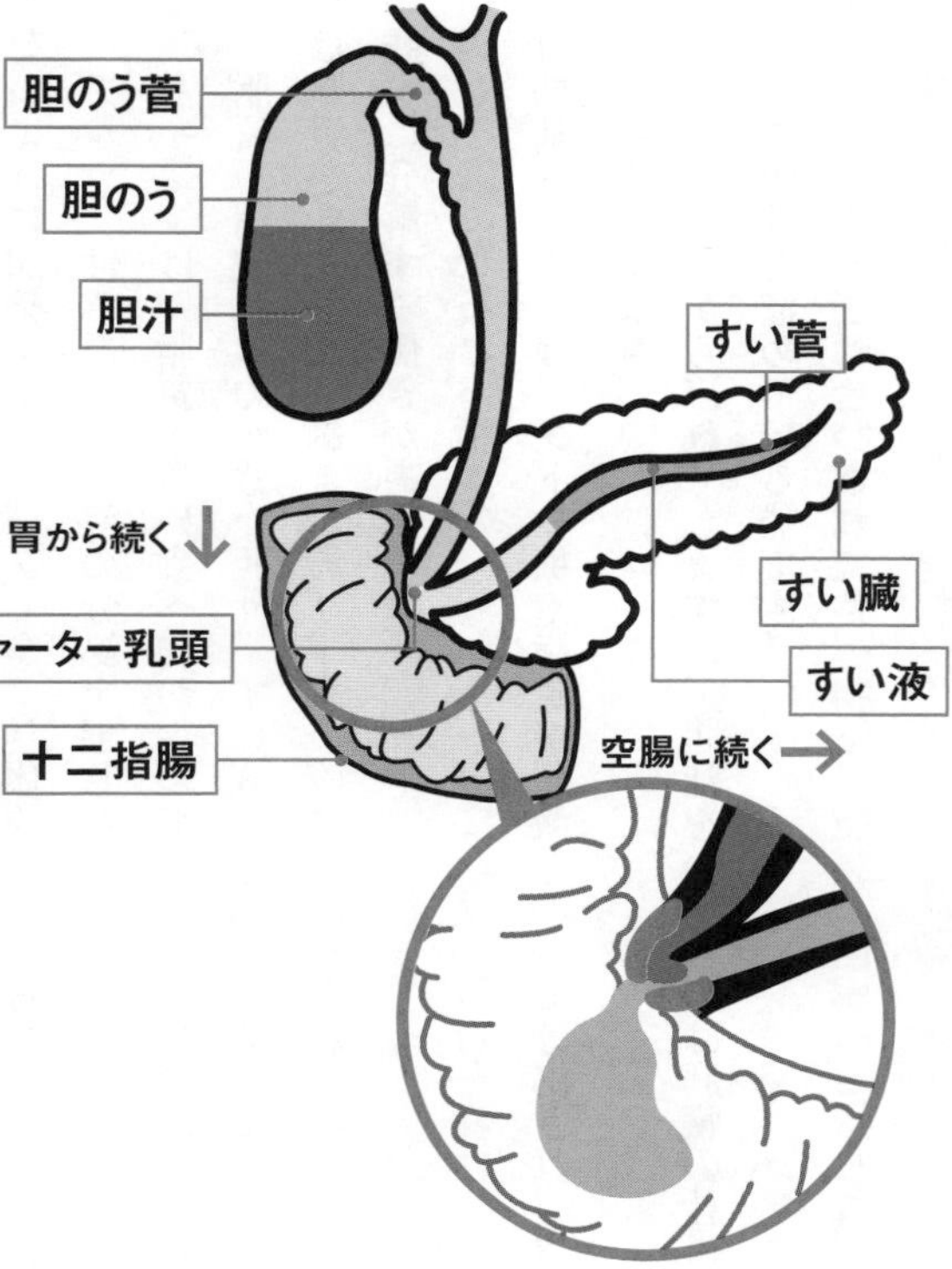

セクレチンは、食べ物と一緒に入ってくる胃液によって、十二指腸が酸性になりすぎないように調整するホルモンです。具体的には、胃酸を抑える信号を出したり、アルカリ性であるすい液の分泌を促したりします。

コレシストキニンは、脂質が多い食べ物が入ってきたときに分泌されるホルモンです。脂質を消化する力が強い胆汁、すい液の分泌を促進します。胆汁には脂質を乳化させる働きがあり、すい液には乳化された脂質をグリセリンと脂肪酸に分解する働きがあります。

十二指腸が不調になると、脂質の分解が不十分になり、胃もたれの原因となります。胃抑制ペプチドは、ブドウ糖や脂質が刺激となって分泌され、胃液の分泌を抑える働きをします。

なお、胆汁は胆のうから流れてきますが、胆汁をつくるのは肝臓の仕事です。胆のうは、単に胆汁を溜めている袋です。

十二指腸で消化液と混ぜ合わされた食べ物は、空腸、回腸へと送られ、吸収がはじまります。

47 十二指腸の粘膜はすぐに穴があくほど弱い！

❗ 穴があくと激痛が襲う

「十二指腸潰瘍」とは、十二指腸の粘膜がただれたり傷ついたりする病気です。十二指腸の粘膜はとても薄いので、傷がつくとすぐに出血し、ひどいと穴があいてしまいます。**主な症状は吐き気や胸やけで、穴があくと激痛が起こります。穴から食べ物が流れ出して炎症を起こすと、命にかかわることもあります。**

こうした場合は手術が必要になります。

十二指腸潰瘍の原因は、逆流性食道炎と同様に**「胃酸」**です。

胃で消化された食べ物には、胃液が大量に混ざっています。十二指腸の粘膜は胃に比べて薄く弱いため、粘膜が弱っていると、ストレスや喫煙、刺激の強い食べ物によってすぐに傷がついてしまうのです。

粘膜を弱めるもうひとつの原因が、日常で服用している「解熱鎮痛薬」です。**エヌセイズ（NSAIDs）とは、抗炎症作用、鎮痛作用、解熱作用のある薬剤の総称で、これらが影響しているケースが多く報告されています。エヌセイズは、市販の痛み止め、風邪薬にも使われています。**

そして、胃がピロリ菌に感染していると、十二指腸潰瘍のリスクが高まります。十二指腸潰瘍の患者の95％がピロリ菌に感染しています。

ピロリ菌は、特に胃と十二指腸をつなぐ幽門付近に多く棲んでいます。そのため、消化された食べ物と一緒に十二指腸に入りやすいと考えられます。

症状が軽い場合は、胃酸を抑える薬や、粘膜を守る薬による薬物治療が行なわれます。なるべく安静にして、消化にいいものを食べましょう。

◎**主なエヌセイズ**：アスピリン／イブプロフェン／エテンザミド／イソプロピルアンチピリン／アセトアミノフェン／ロキソプロフェン／ジクロフェナク／インドメタシン／メフェナム酸／スルピリン

48 この症状を自覚したら、早めに検査を

❗ 放置すると食道がんのリスクも

もし、あなたに逆流性食道炎の症状が週に2、3度あるなら、ぜひとも検査を受けてください。

検査は内視鏡、つまり昔の胃カメラが進化したものを使って行ないます。健康な食道の粘膜はきれいなピンク色をしていますが、逆流性食道炎になると、赤く糜爛したり、変質したりしている様子がはっきりとわかります。

治療は、胃酸を抑えるための薬物治療が一般的です。副作用の少ないプロトンポンプ阻害薬（ＰＰＩ）やH_2受容体拮抗薬が処方されます。

薬による治療と並行して生活習慣の改善を心がけると、より効果が期待できます。**規則正しい生活、禁煙、定期的な運動、姿勢をよくする、脂っこい食べ**

物を控える、熱いものを食べない、アルコールを飲みすぎない、などを心がけてください。

また、消化器系の障害に共通することですが、**ストレスを溜めない**ことがとても大切です。家にいるときは、なるべくリラックスするようにしましょう。

逆流性食道炎を放置すると、「食道がん」のリスクが高まります。

食道がんは初期段階では自覚症状があまりなく、発見するのが難しい。しかも食道には外側に粘膜上皮、粘膜固有層、外膜などがありますが、厚い膜がないため、気管や大動脈、さらにはリンパ節、肺、肝臓に転移しやすいのです。

この食道がんは、60歳以上の男性に多いことがわかっており、男性患者は女性の5倍もいます。これはアルコールの飲みすぎや喫煙に加え、激辛食品や熱い食べ物など、年配の男性が好む傾向のある食生活によって食道の粘膜が傷つき、がんを助長することがあるためです。

胸の違和感や食べ物がつかえる不快感を覚えたら、早めに検査を受けることをおすすめします。

第6章

どんなおなかも超元気になる！「食べ方、運動、生活習慣」

――過敏性腸症候群とSIBOの人は、FODMAP食事療法のあとにはじめよう

49

食物繊維は、腸内環境を改善する救世主！

！オールマイティーに働く「第6の栄養素」

腸内環境を改善するには、食事に気をつけることが大切。

腸内環境を整える5つの食材——①**食物繊維（水溶性・不溶性）**、②**発酵食品**、③**動物性たんぱく質**、④**DHA・EPA**、⑤**オリゴ糖**——に該当する食材を、意識的に毎日食べれば、自然と腸の調子が整います。

この中でも、とりわけ重要な食物繊維について、詳しく見ておきましょう。

食物繊維は、「ヒトの消化酵素で分解されない食物中の成分」と定義されています。水に溶ける「水溶性食物繊維」と、水に溶けない「不溶性食物繊維」の2種類に大別でき、摂取したときに異なる生理作用があります。

（1）食物繊維（水溶性）は、水に溶けるとゼリー状になって粘度が増すのが特徴。高い保水力があるので、胃粘膜を保護し、空腹感を抑える作用があります。さらに大腸内で善玉菌のエサになって腸内細菌バランスを整え、小腸内では血糖値の急な上昇を抑えて糖尿病を予防し、コレステロールの排出を増やして高脂血症の予防をします。便の水分量を増やし、軟らかくします。海藻類、サトイモ、オクラ、納豆、きのこ類などネバネバした食品に多く含まれます。

（2）食物繊維（不溶性）は、水に溶けませんが保水性が高く、腸内で水分を吸収して嵩《かさ》が増します。便の量が増えて腸を刺激し、蠕動運動を活発にするので、お通じがよくなります。また、下痢気味のときは腸内の水分を調整し、便秘気味のときは蠕動運動を活発にして排便を促す、まさに整腸にオールマイティーの働きをしてくれます。脂肪や胆汁酸、発がん物質などを吸着し、排出する作用があります。ナッツ類、きのこ類、豆類、殻類に多く含まれます。

水溶性、不溶性、どちらの食物繊維も、腸内環境を改善します。

50

オクラ、ブロッコリー、ヨーグルトで善玉菌を2倍速で増やせ!

❗1週間のうちに30品目を食べることも重要

腸内環境を整えるための食事について見ていきましょう。

善玉菌を増やすには、**食物繊維を多くとることが、とても大切**です。

過敏性腸症候群やSIBOであっても、低FODMAP食事療法でいったん落ち着いたら、なるべくこうした食材をとり入れていきましょう。

前述のように食物繊維は、水に溶ける**水溶性食物繊維**と、水に溶けない**不溶性食物繊維**に大別されます。生活習慣病予防には、糖質の吸収スピードをゆるやかにし、食後の血糖値の上昇を抑える水溶性食物繊維が特におすすめです。

水溶性食物繊維を多く含む食品には、海藻類、きのこ類、果物、野菜があり、特に、ゴボウ、ニンジン、オクラ、ブロッコリーなどが優れています。

食品そのものに、**ビフィブス菌などの善玉菌を含んでいるものを「プロバイオティクス」**と呼びます。

これに対し、食物繊維やオリゴ糖など、大腸まで届いて**善玉腸内細菌のエサとなり、善玉菌の増殖を促す食品を、「プレバイオティクス」**と呼びます。

ヨーグルトやチーズ、納豆、味噌などの発酵食品は、**善玉菌を多く含むので、プロバイオティクス**の代表的な食品です。毎日食べることを習慣にしてください。

プレバイオティクスの代表は、タマネギ、ゴボウ、バナナなどです。

プロバイオティクスで善玉菌そのものを補い、プレバイオティクスでそのエサを補えば、効率よく腸内環境を改善していけます。

たんぱく質は、筋肉をはじめ、体の基礎をつくる基本栄養素です。たんぱく質が不足すると、臓器の機能が低下します。腸もその例外ではありません。

良質のたんぱく質を摂取するためには、肉や魚を食べるのが一番です。特に、肉類はたんぱく質を構成するアミノ酸の組成が人間に似ているために、身になりやすい特性があります。

青魚の脂分であるＤＨＡ、ＥＰＡなどオメガ3《スリー》系の油脂は、炎症を抑える働きがあります。ちょっとした刺激でも傷みやすい腸壁の粘膜を守ってくれます。

腸内環境を改善するには、腸内細菌の種類を増やすことがポイント。

そのためには、いろいろな食品を食べるのが近道です。なぜなら細菌によって好むエサが違うから。**一日30品目を目標に偏りなくいろいろな食品を食べると、腸内細菌の種類が増えて、下痢や便秘が改善されます。**

かつて家族の人数が多かった時代は、食卓に何種類もの食材のおかずが並びました。しかし、個食化が進んだ現代では、それが難しくなっています。

毎日30種類は無理だとしても、1週間のうちに、なるべく多くの食材をとることを目指しましょう。つくり置きや鍋料理、冷凍保存などを駆使して、食材のバラエティーの豊かさを意識することが、胃腸を強くする第一歩となります。

腸内環境を整える5つの食材①

①食物繊維

（水溶性）

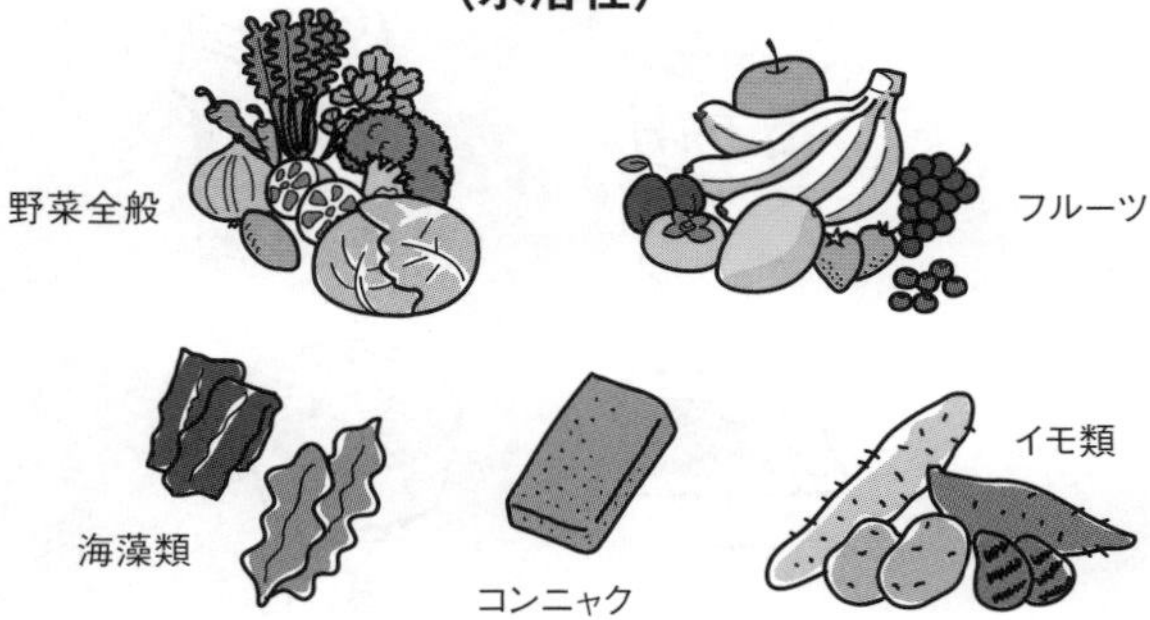
野菜全般
フルーツ
海藻類
コンニャク
イモ類

（不溶性）

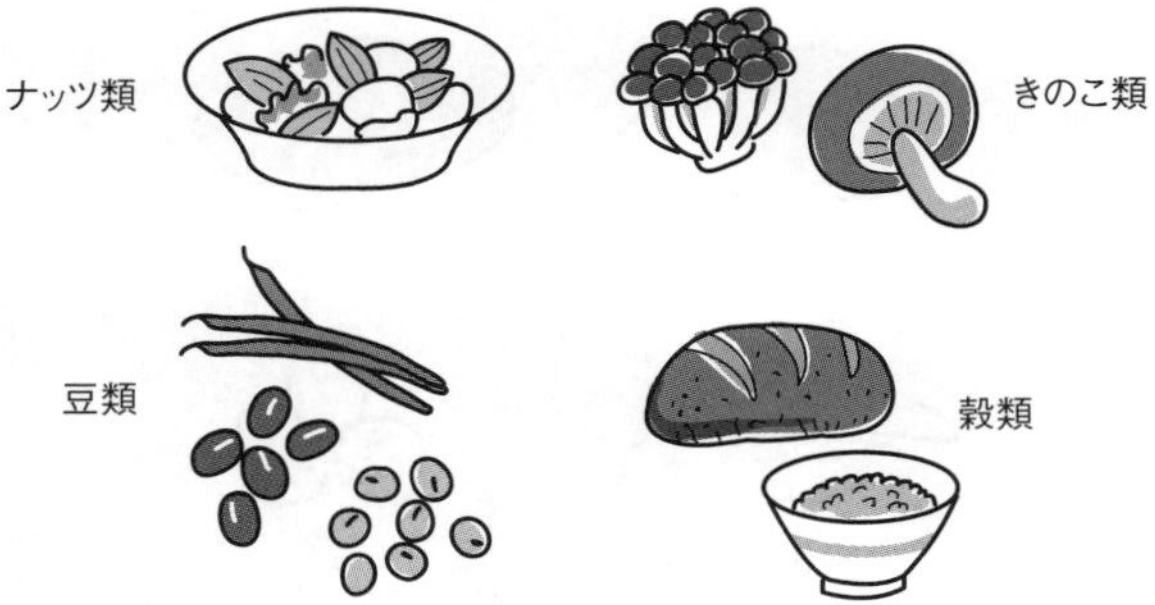
ナッツ類
きのこ類
豆類
穀類

腸内環境を整える5つの食材②、③

②発酵食品

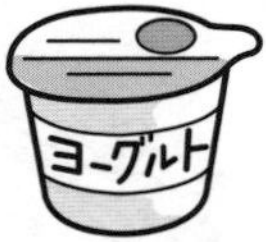

ヨーグルト

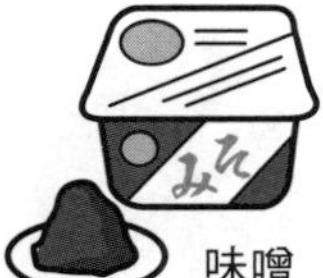

味噌

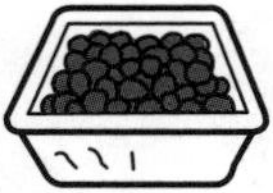

納豆

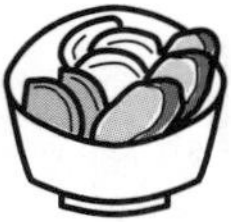

漬け物

③動物性たんぱく質

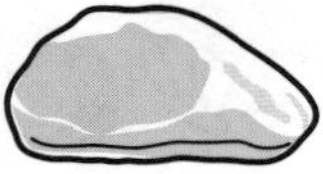

豚ロース

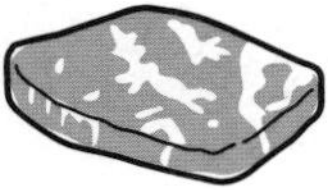

牛ヒレ

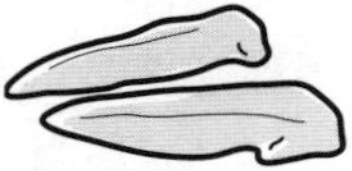

鶏のササミ

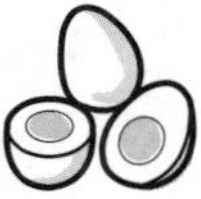

卵
（特に半熟ゆで卵が腸によい）

腸内環境を整える5つの食材④、⑤

④DHA・EPA

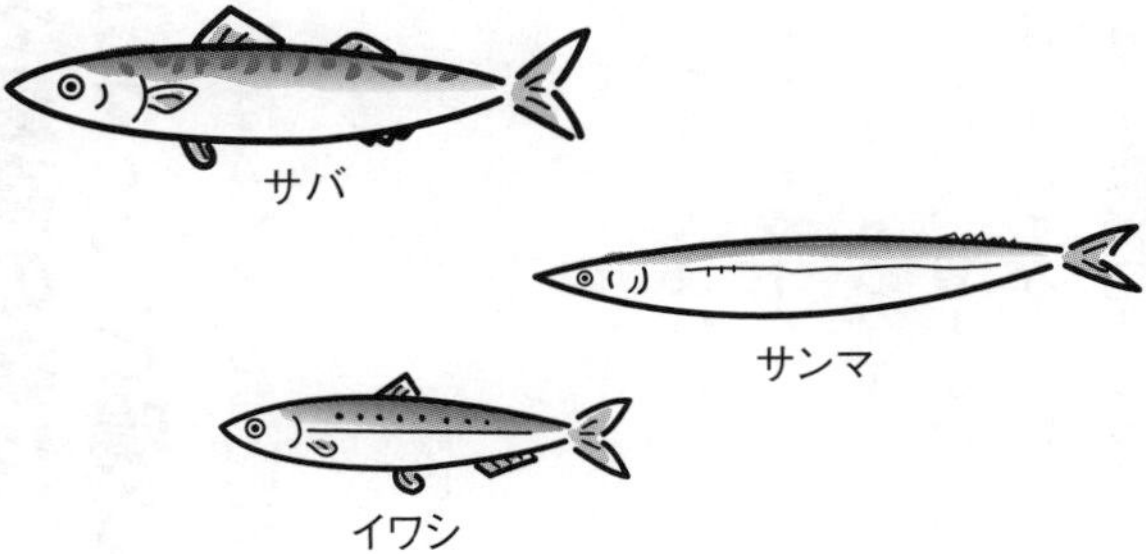

⑤オリゴ糖

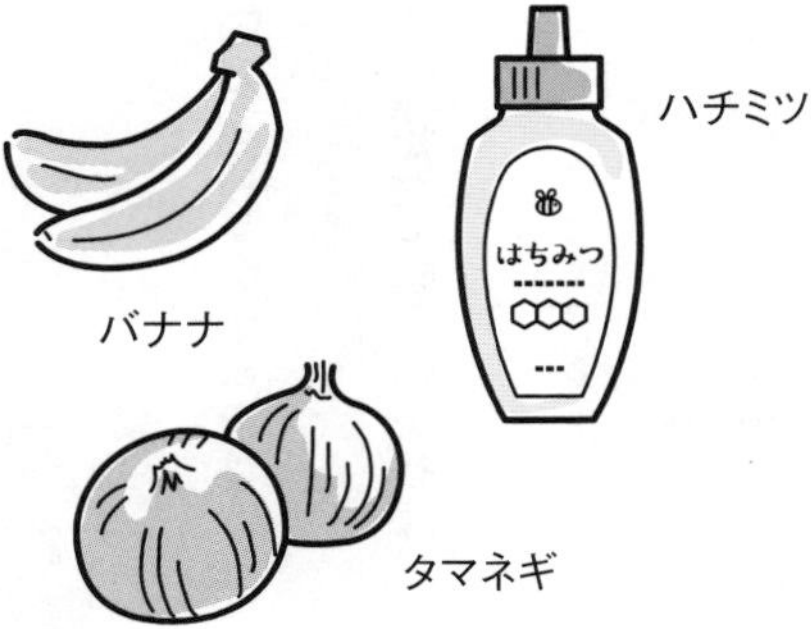

51

空腹こそ最高の薬!? 一日1回、グ～ッと鳴らそう!

❗ 夜遅い食事は〝逆流〟の原因になる

腸の蠕動運動をよくするには、腸内を空にして**腸内のお掃除タイムを設けることが**必要です。

消化吸収に割いていたエネルギーを排泄に回し、空の状態で腸を動かせば、ひだの間に残ったカスもきれいになります。

空腹のときにおなかがグーグーと鳴るのは、空っぽになった胃や腸が元気に動いて掃除をしているサインです。

ではどのくらいの時間、胃と小腸の中を空にしたらいいのでしょうか?

食べたものが胃を通過するまでに約3時間、小腸を通過するのにさらに約3時間要しますから、小腸が空になるには、食後5～6時間は必要です。

その理屈でいくと、昼食を12時に食べたら、夕飯は7時くらいがベスト。その間の間食はしないほうがよく、もし、食べるなら、消化の速い果物やトマト、ヨーグルトがおすすめです。脂っこいものは避けましょう。

朝食と昼食の間を6時間以上あけられない人は、**夕食と朝食の間が、腸内を空っぽにする最大のチャンスです。12時間あければ、それはプチ断食となっており、ダイエット効果すら得られるでしょう。**

寝る前に食事をすると、眠っている最中に胃や腸に食べ物が残ったままの状態が長く続きます。これが逆流の原因になります。

だから夕飯は、就寝の最低3時間、プチ断食効果を求めるなら、5時間前までにすませるのが理想だ、となるのです。

腸の蠕動運動が弱くなるもうひとつの原因は、精神的ストレスです。悩みや心配ごとを抱えたまま食事をすると**早食い**になり、腸の動きはすぐに悪くなります。

52

姿勢をよくして圧迫から解放。腸をのびのび動かしてあげよう！

！内臓脂肪も、地味に腸の活躍を邪魔をしている！

蠕動運動をよくするには、姿勢も大事です。

腸と関係の深い自律神経は、背骨の中を通っています。だから、ねこ背など悪い姿勢でいると、自律神経が圧迫されてつぶれ、傷んでしまいます。

また、内臓脂肪が増えると下腹がぽっこりと張り出しますが、これは、脂肪が**腸を固定する腸間膜《ちょうかんまく》にベットリとついて、常に**腸を圧迫した状態。当然、腸の蠕動運動が妨げられますので、内臓脂肪が気になる人はダイエットを。

座りっぱなしの姿勢もよくありません。**イスに座ると、鼠径部《そけいぶ》で体が90度に曲がりますね。これが全身の血行を悪くして、腸の動きを鈍らせるのです。**1時間に一度は立ち上がって、10分程度歩くか、ストレッチをしましょう。

背中が曲がることによる内臓への影響

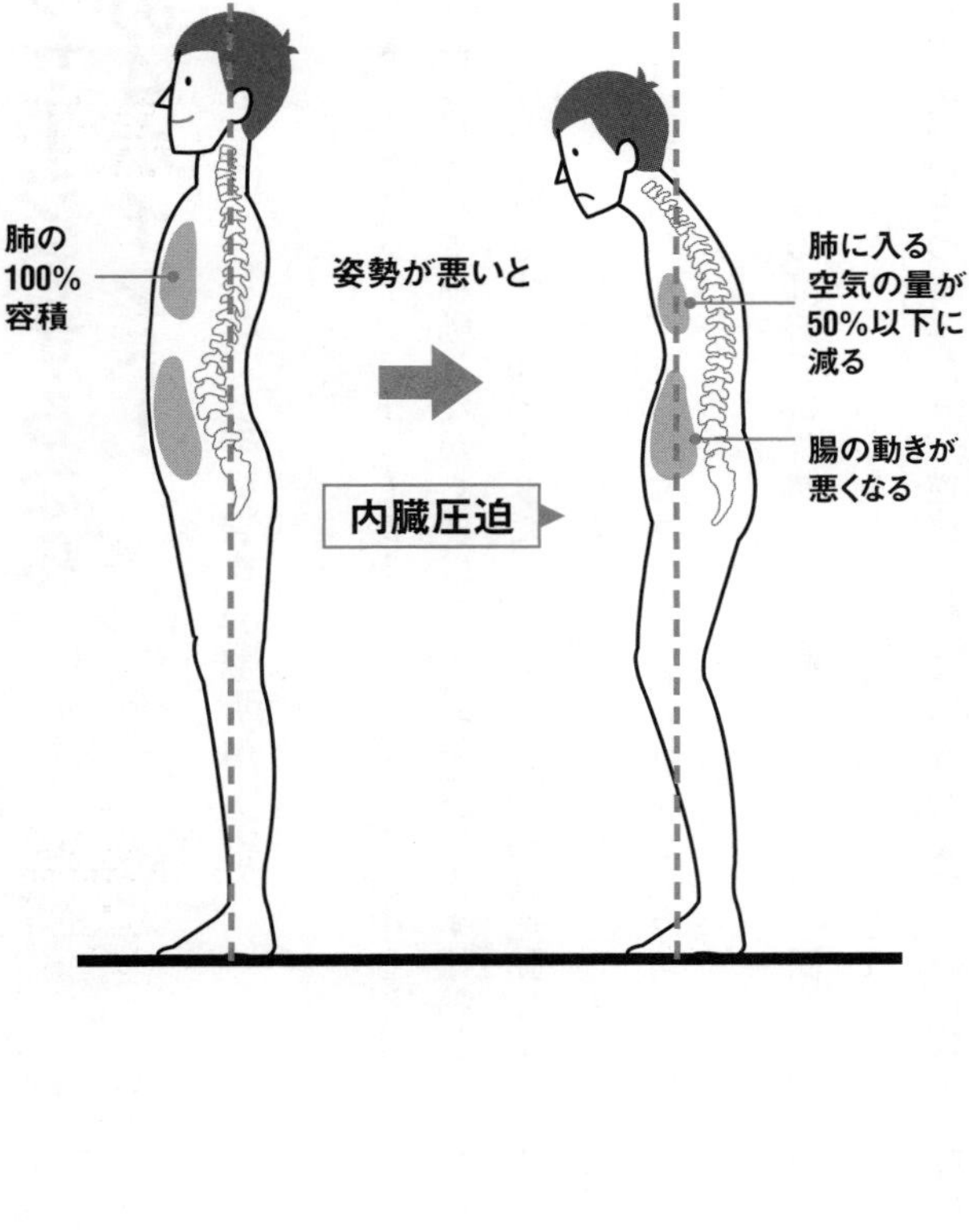

53

マッサージをするならこの4ポイント！

❗大腸は短いけれど、つまりやすい場所がある

大腸は長さが約1・5メートルしかありませんが、その中を粥状の食べ物のカスが2、3日かけて移動しながら便はつくられていきます。動きは小腸に比べてかなりゆっくりです。ゆっくりだからこそ大腸の蠕動運動は重要です。

大腸の形を見てください。まず垂直に上がっています。そして、ややねじれながら直角に折れ曲がり、さらにもう一度、ねじれながら直角に折れ曲がります。

最後にまた、直腸の直前で折れ曲っています。この中を半固形の物体を押し進めていくわけですから、しっかりとした蠕動運動が必要となります。

進める力が弱いとつまったり、逆流が起こったりします。特に便秘気味のときは、4カ所のカーブのあたりをマッサージすると、改善することがあります。

便が渋滞するポイントは4カ所

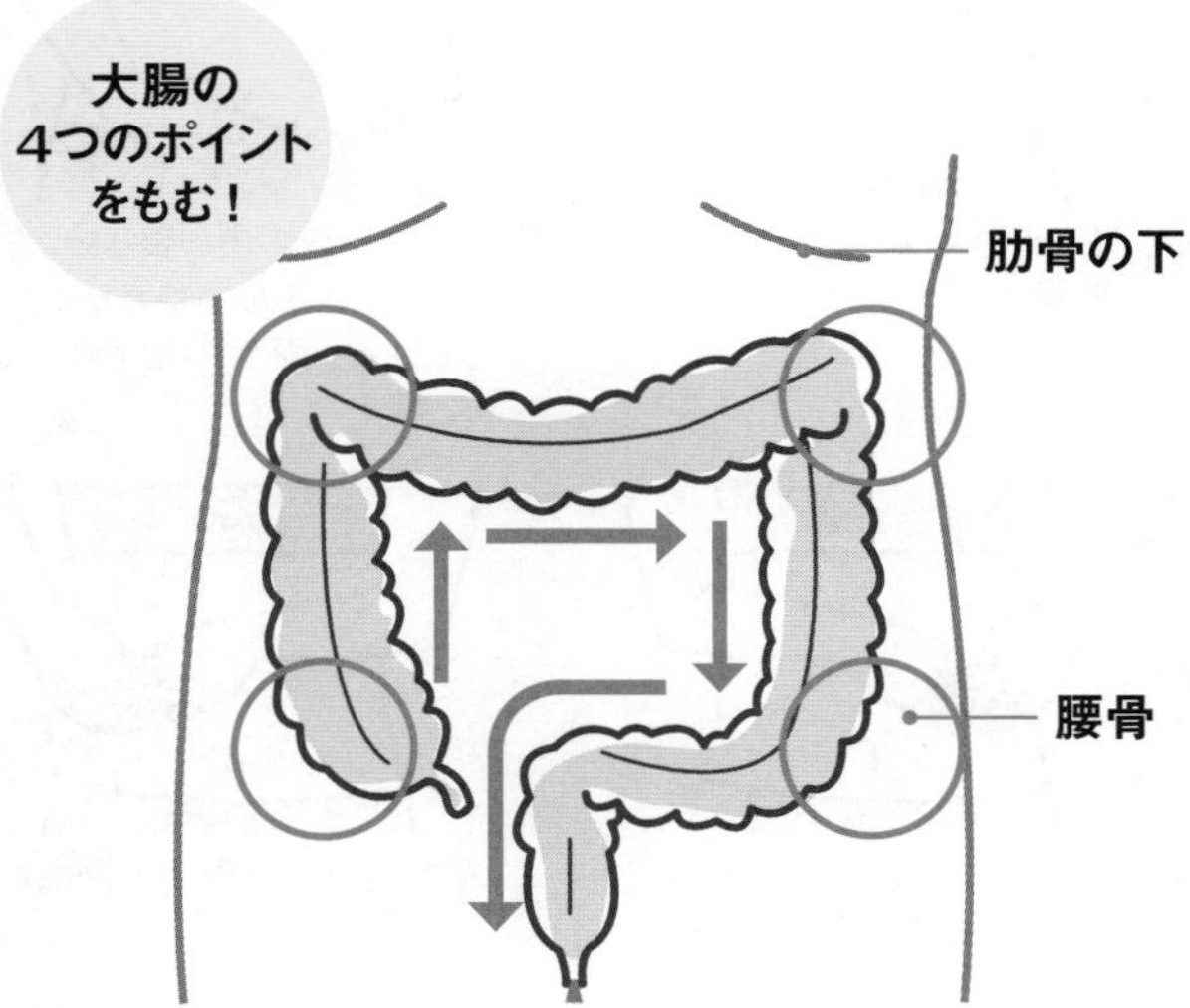

大腸は4回、直角にカーブして肛門に通じている。そのうちの3カ所と、小腸と大腸がつながるバウヒン弁を加えた計4カ所がマッサージのポイント。
便秘気味なら両手の指でこの4カ所をゆっくりと押そう。

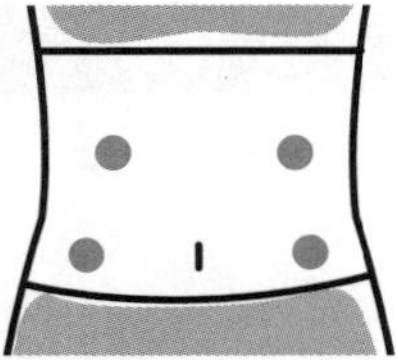

1 4カ所のマッサージポイントを確認する

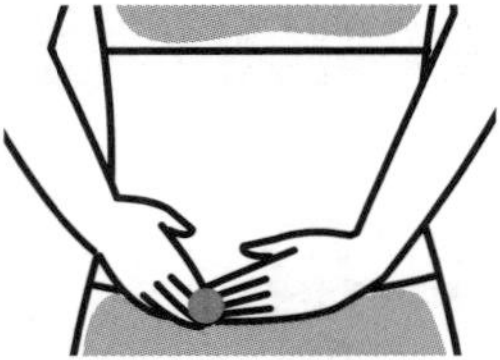

2 ヘソと骨盤の出っ張りをつないだ線の真ん中あたりがバウヒン弁。両手の指でゆっくりと押す

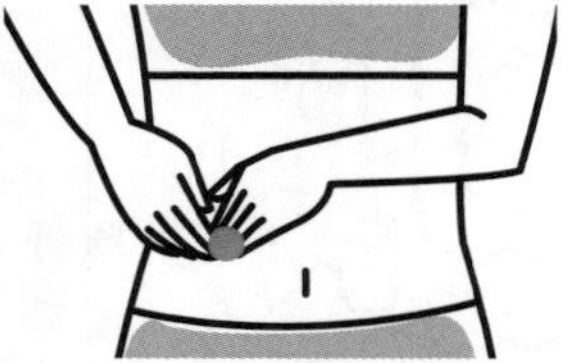

3 ヘソの斜め上あたり、大腸が直角に曲がっている部分を押す

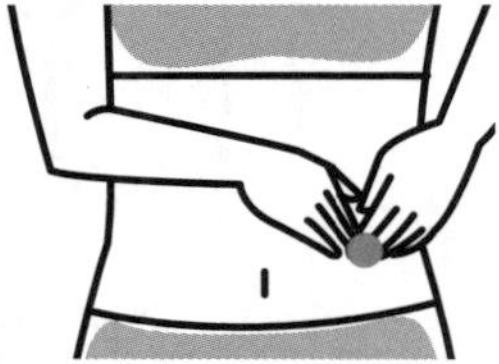

4 左の脇腹と腰骨の中間あたりを押す

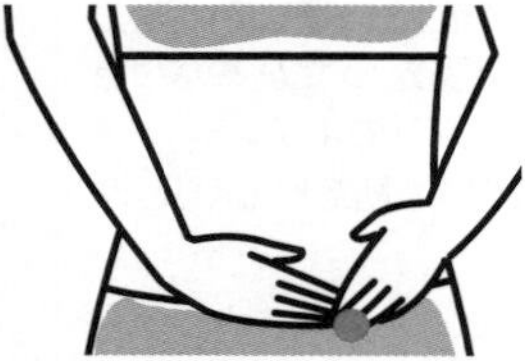

5 最後のポイントは左の下腹部あたり。便を先へ押し出すイメージで

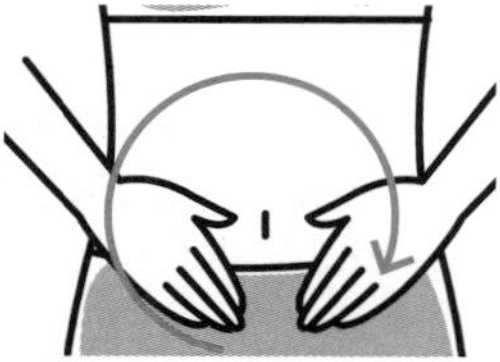

6 時計回りに大腸ラインをもむ

54

健康な小腸は蠕動運動が活発。ひねるストレッチでかなえよう！

外側から、刺激を与える方法もある

弱くなった腸の蠕動運動を回復させるには、マッサージのほかに、全身を動かす運動で物理的に腸を刺激することも大切です。

腸にいい運動は、２種類あります。

ひとつめは「**ウエストをひねるストレッチ**」です。

これをすれば腸に上下左右斜め、さまざまな方向から力が加えられ、本来の活発な動きをとり戻します。即効性も期待できますので、毎朝、目覚めたら、布団の中で次の「**寝たままストレッチ**」とともに行なうことをルーティンにすると、それが合図となって便通がスムーズになります。

日中は、１８３ページの「イスに座ったままストレッチ」をしましょう。

腸がみるみる活性するストレッチ2つ

ラクラク寝たまま腸ストレッチ

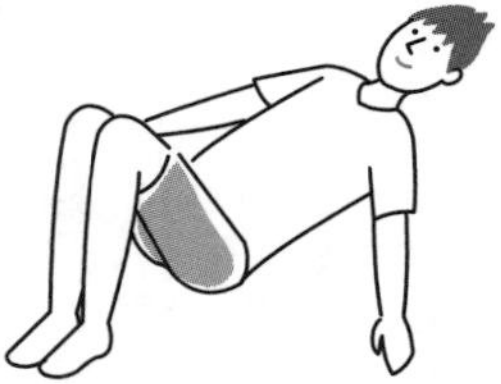

1 ひざを立てて仰向けに寝る

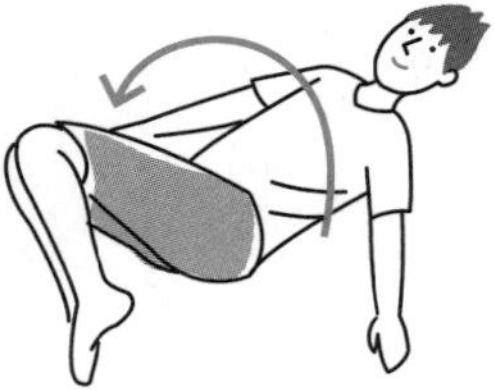

2 おへそは上に向けたまま、ひざをそろえて脚を右側に倒す。5秒キープ

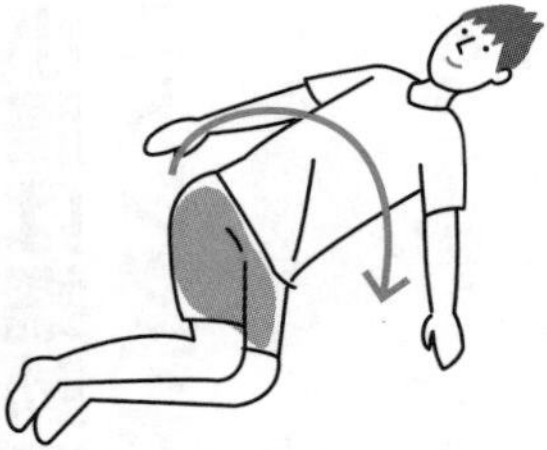

3 同じように左側に倒す。5秒キープ

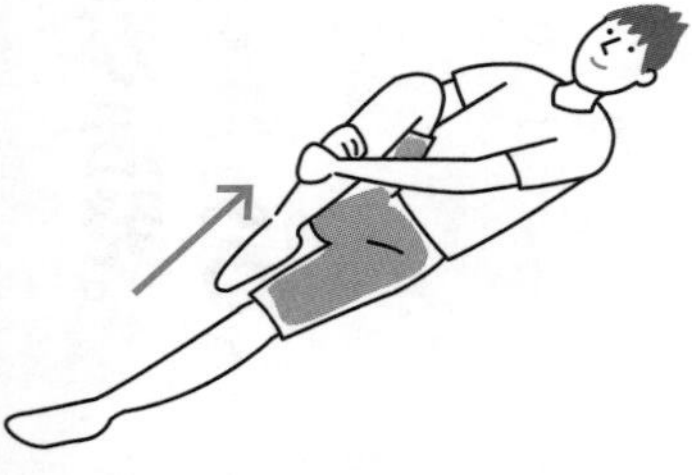

4 ひざを折りたたんで右ひざを引き寄せる。5秒キープ。同じように左ひざを引き寄せて5秒キープ

イスに座ったまま腸ストレッチ

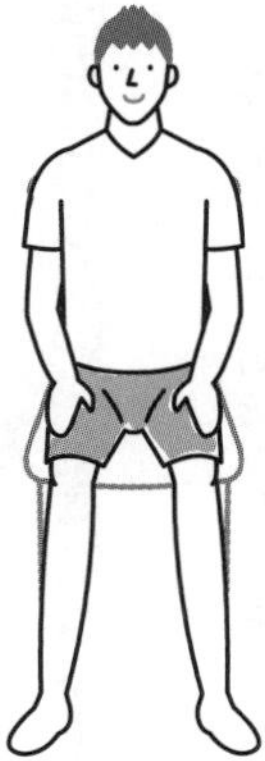

1 背筋をしっかり伸ばしてイスに座る。背を丸めて行なうとしっかり腸に圧がかからないので背すじはまっすぐに

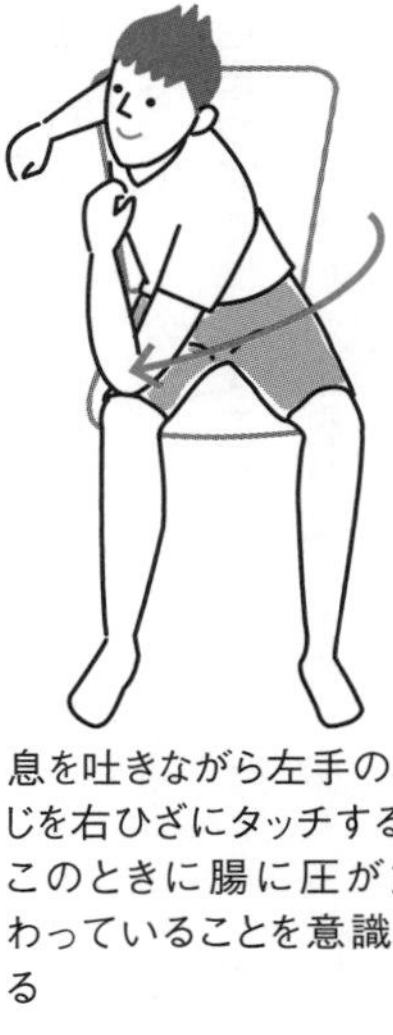

2 息を吐きながら左手のひじを右ひざにタッチする。このときに腸に圧が加わっていることを意識する

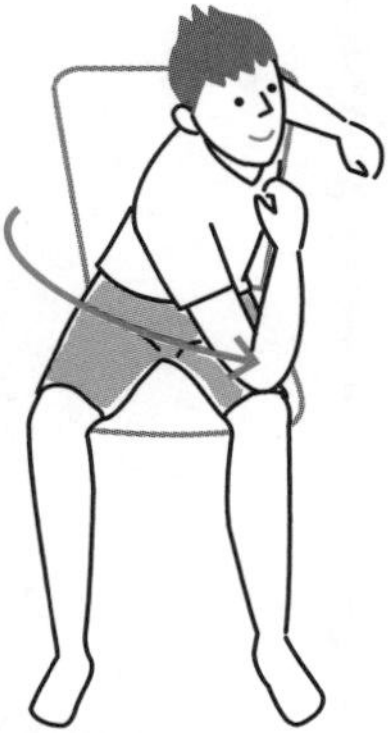

3 右ひじを左ひざにタッチする。元の姿勢に戻る。
1～3を5セット行なう

55

有酸素運動なら、「腸活性ウォーキング」

❗腰のひねりがいい刺激になる！

腸にいい運動の2つめは、**有酸素運動。ジョギングやウォーキング、水泳など、酸素をとり込みながら行なう運動**です。

中でも「**腸活性ウォーキング**」が私の一番のおすすめ。血管の内壁からNO（一酸化窒素）が分泌されて血管が広がり、血液が勢いよく流れ、栄養素や酸素が体の隅々まで届くようになります。ひいては内臓も元気になるのです。

ポイントは、背筋をまっすぐ伸ばすこと。ねこ背では腸が圧迫されたままで十分な効果が得られません。また、**腰をひねる動きを加えるといい刺激を与えます**。両腕を組んで体の横にひじを張り、踏み出す足のほうに体を大きくひねります。

腸活性ウォーキング

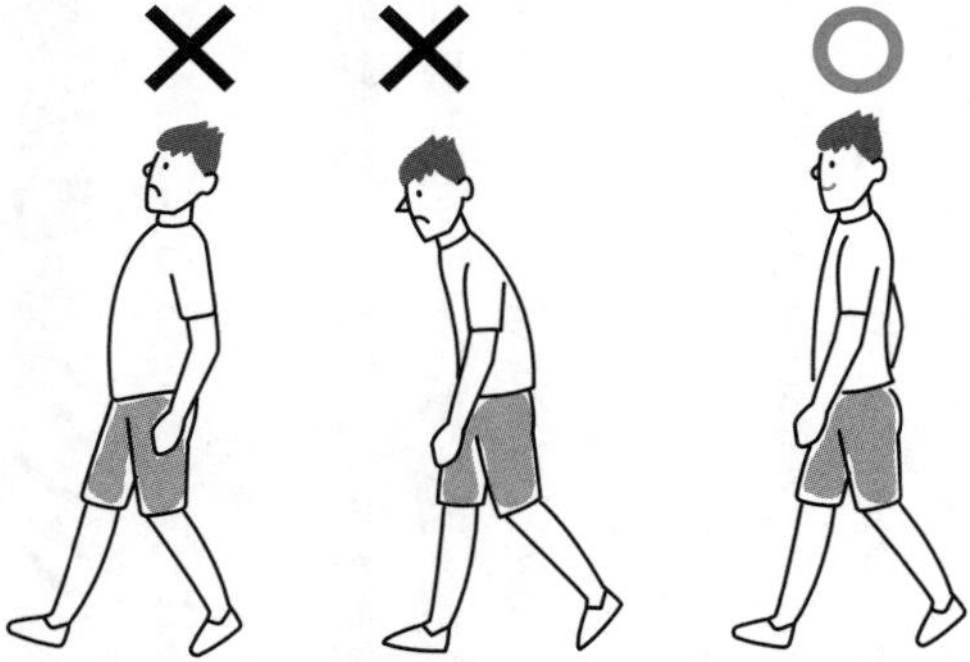

上から頭を引っぱられているイメージで背筋を伸ばす。

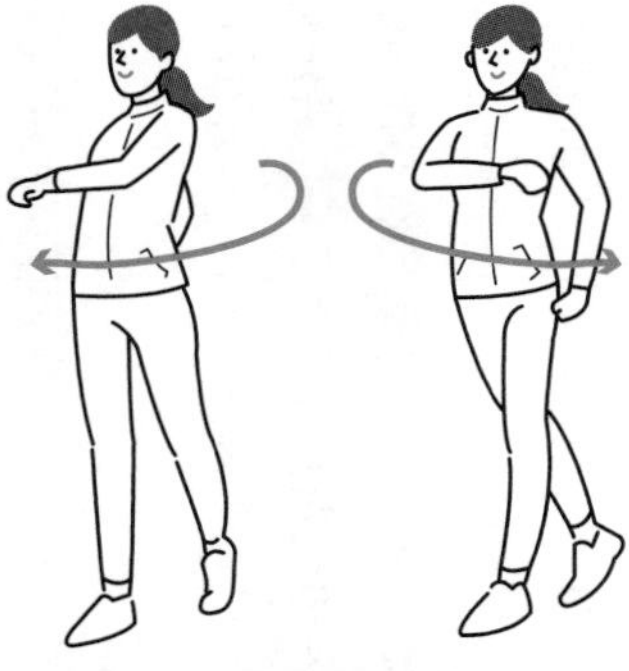

左腕を強く後ろに引くと同時に、左斜め後ろに上体をひねる。
右腕を強く後ろに引くと同時に、右斜め後ろに上体をひねる

56

筋肉をモリモリつけると蠕動運動もグングン活発に！

❗朝一番のスクワットでハムストリングスを鍛える

腸の蠕動運動は、腸壁の筋肉が収縮することによって生まれます。

腸の筋肉が衰えると、腸の動きが悪くなります。腸の筋肉を直接、鍛えることはできませんが、**全身の筋力をアップすることで腸の筋肉も力強くなります。**

また、筋肉が不足すると、年をとったときに、立ち上がったり歩いたりするのが不自由になるフレイル（虚弱）という状態を経て、介護が必要になってしまいます。若いうちから筋トレをして筋肉量を増やしておきましょう。

効果を最大限にするには、大きな筋肉を鍛えることです。

太腿《ふともも》の裏側のハムストリングスは3つの大きな筋肉が集まっています。毎朝、スクワットをすると、ハムストリングスが丈夫になり、体が目覚めます。

快腸スクワット

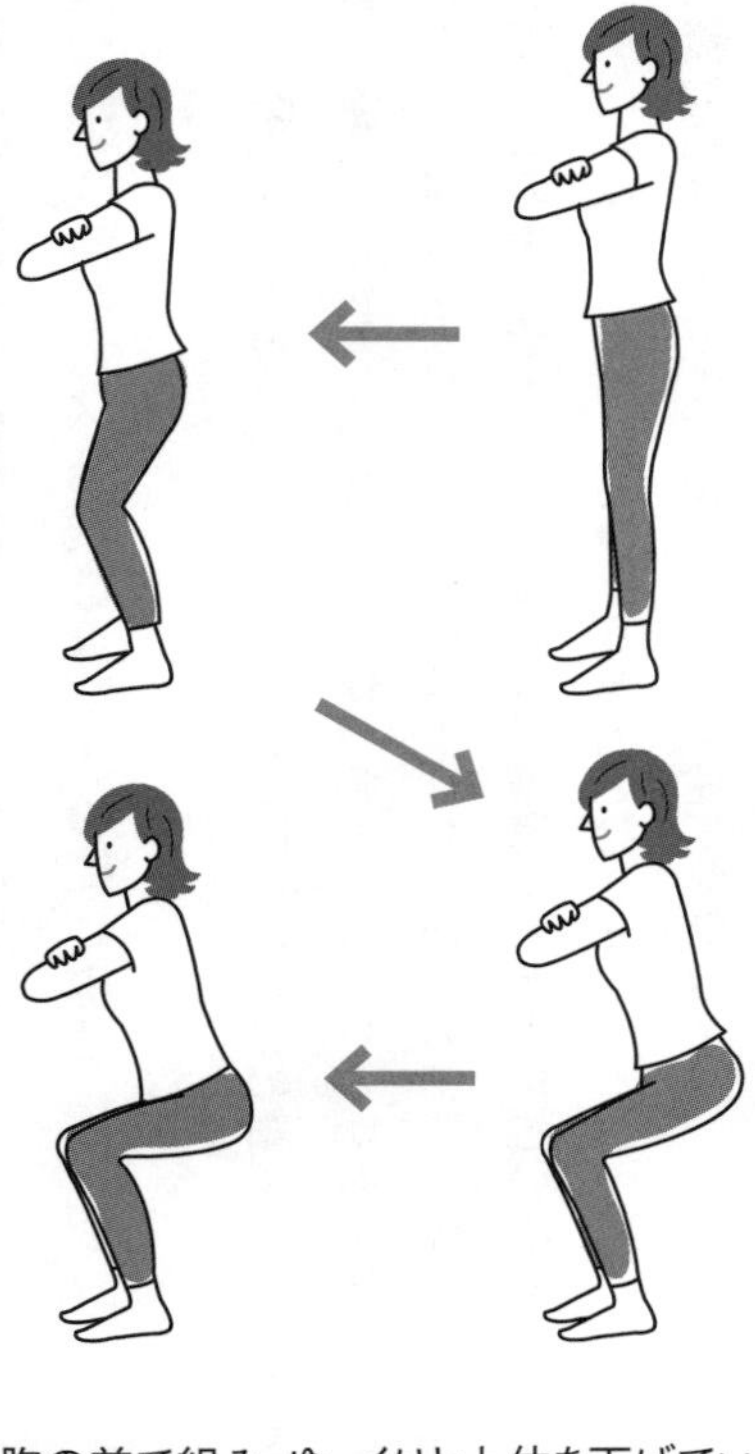

両腕を胸の前で組み、ゆっくりと上体を下げていく。
ひざが爪先より前に出ないようにする。しっかりと腰をしずめたら、元の状態に戻る。5セット行なう

57 歯磨きは、腸磨きにつながる！歯周病菌が、腸に炎症を起こす！

！口の中に食べカスを残さないようにしよう

消化管の入り口である「口」は、皮膚を除けば外界の細菌がもっとも入りやすい器官です。常に外気や食べ物、飲み物と触れているからです。

そのため、健康な人でも口の中には100億個もの細菌が棲んでいます。

そして、**口の中に棲みついた細菌は、増殖するときに強い酸を排出します。**

これが虫歯の原因や歯茎を傷つける原因となります。

口に棲む細菌の中でも、極悪なのは「**歯周病菌**」です。

歯周病菌は空気を嫌う嫌気性細菌なので、**歯と歯茎の間のポケット（穴）に、どんどん深く潜ろうとします。**そのため、歯茎の根元が傷ついて出血がはじまります。やがて歯茎が退縮して下がり、歯根が露出して以前よりも歯が長く伸びたように見えます。冷たいものや熱いものを食べるとしみる知覚過敏になり、根元がグラグラしてきて、最悪の場合、歯が抜け落ちてしまうでしょう。

傷ついた血管から体内に入った**歯周病菌は、インスリンの働きを阻害して血糖値を上げる**ことも判明しています。そう、糖尿病を悪化させるのです。だから、生活習慣病を防ぐためには、口腔の衛生が重要なのです。**歯周病を治療すると血糖値が下がり、糖尿病は軽快**します。

また、以前は、飲み下された歯周病菌は胃酸によって死滅すると考えられていましたが、**中には生き延びて腸に達する菌種もある**とわかってきました。

そのひとつが、ポリフィロモナス・ジンジバリスという超悪玉菌です。これが腸の粘膜を傷つけ、炎症を引き起こすのです。腸の炎症は免疫力を低下させ、過敏性腸症候群の原因にもなります。

悪玉菌が増殖する一番の理由は、食べカスが口中に残っていること。歯や歯茎に残った食べカスは細菌たちの格好のエサになります。しっかり歯磨きをして口の中の食べカスを一掃しましょう。**歯磨きは歯だけでなく腸も守るのです。**

58

腸への入り口、「口」をキレイにすれば腸の安全も守られる

❗ 朝食の前に口を必ずゆすごう

口の中の細菌は、殺菌作用のある唾液の分泌が少なくなる睡眠中に、もっとも増えることがわかっています。

朝、起きたときに口の中がネバネバする、臭う、と感じたら、細菌が増殖している証拠。そのまま口をゆすがずに朝食を食べてしまうと、口いっぱいに増えた細菌を飲み込むことになります。だから本来は、朝食を食べる前にも、歯磨きをするのがベストなのです。もちろん、食後の歯磨きも欠かせません。

でも、「朝に2度も歯を磨く時間はない！」という人もいるでしょう。そんな人には、せめて**「起きたらすぐに口をゆすぐこと」を、おすすめします。**

夜中に喉が渇いて目が覚めるようになった、というのは中高年ならではの現

象でしょう。そして、夏場などは、枕元にペットボトルを置いておき、目が覚めるたびにゴクゴクと飲んでいる方もいると思います。喉が渇くのは、体が脱水症状になりかけているサインですから、水を飲むのはよいのですが、先に説明した理由のため、なるべく口をゆすいでから飲みましょう。

口の中が乾燥し、ネバネバする状態をドライマウスといいます。常に口中が乾いているので細菌が繁殖しやすく、感染症にもかかりやすくなっています。

さらには、話しづらくなる、口臭が強くなる、舌や喉が痛む、食べ物を飲み込みにくくなる、入れ歯などで口中が傷つきやすくなるなど、さまざまな不具合が起こります。

ドライマウスになる理由には、加齢やストレス、薬の副作用、噛み合わせなどがありますが、**一番多い原因は「口呼吸」**です。

そして**一番簡単なドライマウス対策も、口呼吸をやめること**です。

口をしっかりと閉じて鼻から息を吸うようにしましょう。このとき、舌はどの位置に置くのが正常でしょうか？　次項で明かします。

59

びっくりシタ！　ぽかんと開いた口がふさがり、細菌の侵入を防ぐ「舌」の位置

❗ 舌の筋力が落ちるから、口呼吸になってしまう！

ドライマウスに悩む人に、口を開けて寝るクセのある人が多くいます。

どうして就寝中に口を開けてしまうのでしょうか？

舌は起きているときも寝ているときも、**口蓋《こうがい》（口の上の壁）にピタリとくっついているのが正しいポジション**です。このポジションを維持できていれば、自然と鼻で呼吸ができます。

ところが、舌が下に落ちて口蓋との間に隙間ができると、口が半開きになりがちに。すると自然と口呼吸となってしまい、ドライマウスになるわけです。

では、なぜ舌が下に落ちてしまうのでしょうか？

意外ですが、舌は筋肉の塊《かたまり》です。その筋力が落ちると、舌を正しいポジショ

舌の基本ポジション

口を閉じた状態で、上顎の裏に舌がついていればGOOD！

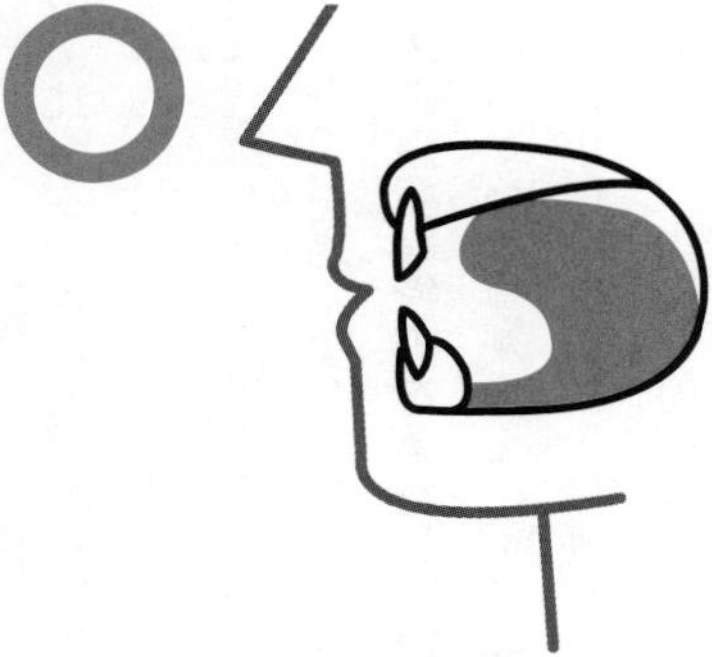

舌が口蓋（上の壁）にピタリとついている

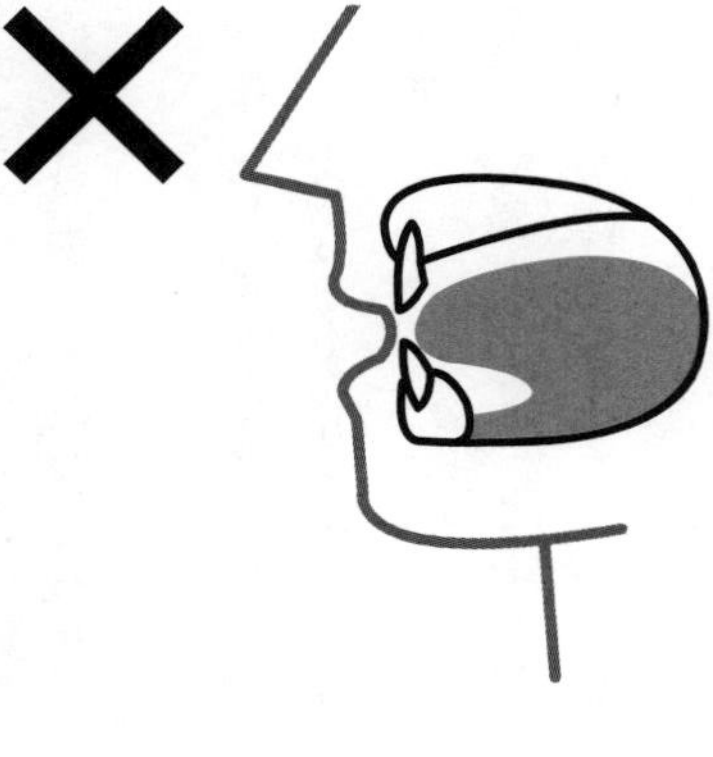

下の歯の裏に舌先がついている、もしくは、どこにも触れておらず宙ぶらりん状態はNG

ンにキープしておくことができなくなり、下に落ちてしまうのです。

舌は、ものを食べるときに大活躍します。唾液と食べ物をよく混ぜ合わせ、喉に送って飲み込むときに舌の力は必須です。

話す際も舌は活躍します。舌の力が弱まると、まさに「舌が回らない」という表現の通り、滑舌《かつぜつ》が悪くなり、しゃべることもままならなくなります。**舌は、人が生きるために重要な役割を果たしているのです。**

ところが、軟らかい食事が増え、「よく噛む」機会が減りました。さらには、メールやSNSを介したやりとりが増えて、人と直接話す機会や、カラオケなどで騒ぐことも減り、口回りの筋肉の衰えに追い討ちがかかっています。もはや**舌の筋力を維持するには、舌の運動をしなくてはいけない**までになりつつあります。毎日気づいたときに舌を思いきり前に出して上下左右に動かしたり、唇をぐるりと一周、舐めたりしてみましょう。

食事をよく噛むことも舌の運動になります。**よく噛めば、唾液の分泌をよくするほか、脳にフレッシュな血液を送り認知症を防ぐ効果もあります。**

60

口の中のうるおいは、免疫力と若さを保つ

！強い殺菌力を持つ唾液が出てますか？

唾液の分泌自体が少なくなると、これもまたドライマウスの要因になります。口の中がほどよく湿っている状態のとき、唾液は十分に分泌されています。

唾液には自然に流れ出る「安静時唾液」と、食事をしたときに出る「刺激時唾液」があり、どちらも大切です。

食事をしたときに出る唾液にはアミラーゼという消化酵素が含まれており、食べ物を軟らかくして飲み込みやすくします。また、食べ物の味物質を味蕾《みらい》に届け、舌で味を感じやすくします。

唾液が出なければ、硬い肉はもちろん、パンを飲み込むこともできません。

年をとると、ものが飲み込みにくくなって、食べること自体がおっくうにな

り、栄養不良から筋肉がやせ細ることになりがちです。

ものを飲み込み、味わうためにも唾液は大切ですが、唾液の殺菌力は、私たちが考える以上に、細菌から体を守る最初の防御システムとして重要な役割を果たしています。

口には、外界からいろいろな有害物質が飛び込んできます。しかも口の中にいる悪玉菌は、絶えず食べカスをエサにして増殖しています。

こうした危険から体を水際で防御しているのが、唾液なのです。

子どものころ、転んでひざを擦りむくと、よくツバをつけていましたね。あれは、唾液の持つ殺菌力で傷口が化膿《かのう》するのを防ごうとする行為でした。

唾液が十分に出ないと、体の防衛力が下がるのです。

唾液を分泌する腺は、耳の後ろ、顎の下、舌の下の3カ所にあります。

「口が乾くな」と感じたときは、両手の親指を使って唾液腺を軽く刺激すると、唾液の出がよくなる効果があります。

ベッドに入る前に、**「唾液腺マッサージ」**をする習慣をつけるといいですね。

唾液腺のある場所は3つ！

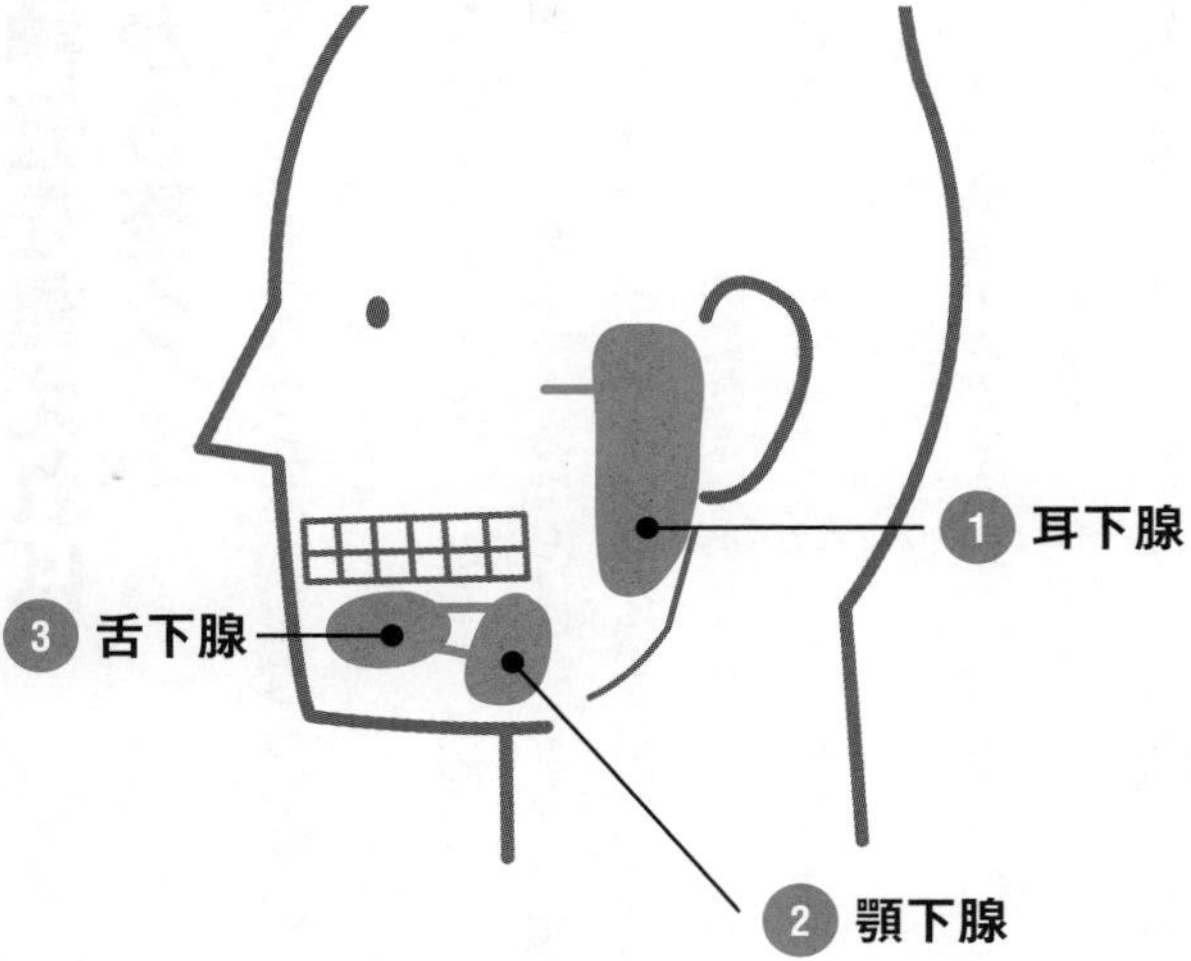

やさしく各箇所を10回ずつ押そう

61

自律神経を整えれば、おなかも整う

❗ 繊細な人ほどおなかが不調になりやすい

脳と腸が密接な関係にあることから、「繊細な人」ほど、おなかのトラブルを抱えやすいことも理解できるでしょう。そして、**腸の調子が悪くなると脳腸相関によって、さらに不安や不快感が増すという悪循環**に陥ります。

おなかの不調を治すのに効果がある方法のひとつが、自律神経を整えること。脳と腸を直接つなげているルートはいくつかありますが、自律神経はそのひとつだからです。

自律神経は体の働きを調整する神経で、交感神経と副交感神経からなります。交感神経は、体の俊敏な動きを促すときに優勢になります。仕事やスポーツ、勉強などの「やる気モード」は、まさに交感神経がフルに高まった状態。

逆に副交感神経は、体をゆったりと休ませるときに優勢になります。夜、寝るときは副交感神経が優勢になっています。

交感神経と副交感神経がバランスを崩した状態が「自律神経失調症」です。自律神経失調症が悪化すると、胃腸の痛みだけでなく、体のだるさ、肩こり、多汗、手足の痺《しび》れ、生理不順など、原因のわからない不調が現れます。

自律神経を整えるには、次の3つを守ることが大切です。

①姿勢をよくする。これについては、176ページで説明しています。

②規則正しい生活をする。早寝早起きをし、同じ時間に食事をとること。「なんだ、そんなことか」と侮ってはいけません。体にとって、リズムは大切なのです。特に、不規則な食事時間は、消化管にはストレスとなります。

③十分な睡眠をとる。体調改善の基本となるのは睡眠です。しっかり休めるようになれば自律神経が回復し、胃腸にも好影響を及ぼします。

睡眠のコツは次項目を参照ください。

62

自律神経をいたわる最重要ポイントは

! 朝一番の光で睡眠ホルモンがたっぷり出る！

ほとんどの臓器は、交感神経が優勢になっているときに活発に動きます。わかりやすい例が心臓でしょう。運動をしたり脳を働かせたり、緊張したりすると、筋肉や脳に酸素や栄養素が必要になるため、ドクドクドクドク……と、心臓が速く拍動してたくさんの血液を送るのです。

ところが、**胃と腸だけは例外で、副交感神経が優勢なときに活発に動きます。**食後に激しい運動をすると、おなかが痛くなったり、消化が悪くなったりするのはこのため。こうした特殊な関係にあるせいで、胃や腸は、より自律神経の影響を敏感に受けやすいのです。

自律神経を整える最重要ポイントのひとつが、前項でも述べた睡眠です。

朝、眠りから目覚めた瞬間に、自律神経は、副交感神経優位の状態から、交感神経優位の状態に切り替わります。この切り替えがうまくいけば、自律神経は健康で胃や腸にストレスもかかりません。

ところが、睡眠の質や量が十分でないと、切り替えがうまくいかず、目覚めたときにだるさや眠気が残るのです。これでは、どの臓器も元気が出ません。

眠りを支配するのは、睡眠ホルモンとも呼ばれるメラトニンという物質です。

メラトニンが十分に分泌されることが、質のいい眠りの条件ですが、その分泌量と分泌のタイミングは、意外なことに、**朝に決まります。**というのも、朝一番の光を目の近くにある器官が感じてから、約14時間後にメラトニンが分泌されるように仕組まれているからです。目が覚めてもカーテンも開けずに暗い部屋でぐずぐずしていると、メラトニン分泌の準備ができません。

だから、**起きたらすぐにカーテンを開けて光を浴びるか、ライトを照らすこと。**そうすれば、夕方、部屋の中が暗くなるころには、メラトニンの量が一気に増えます。健康な状態になれば、照明を消すとすぐに眠くなるでしょう。

63

時代は変わった！体を整える時間をまっさきに確保しよう！

❗ 真面目な人、繊細な人ほど気ラクにテキトーに！

- 仕事のトラブル、行き違い、忘れ物、連絡がとれない状況など
- 社長や上司など強い立場の人からの注意、叱咤激励、きついノルマ、締め切り
- SNSの書き込み、誹謗《ひぼう》中傷、誤解
- 将来の不安や、お金の不安……など

こうした精神的なストレスが、胃腸の不調を招くことはお伝えしてきました。

このほかに精神的な**ストレスが体に及ぼす悪影響といえば、高血圧**がその代表です。朝、家で測る家庭血圧は正常値を示しても、会社で測る仕事中の血圧は異常に高く出る人がいるのです。これを「職場高血圧」といいます。冗談の

気持ちに余裕を持つために

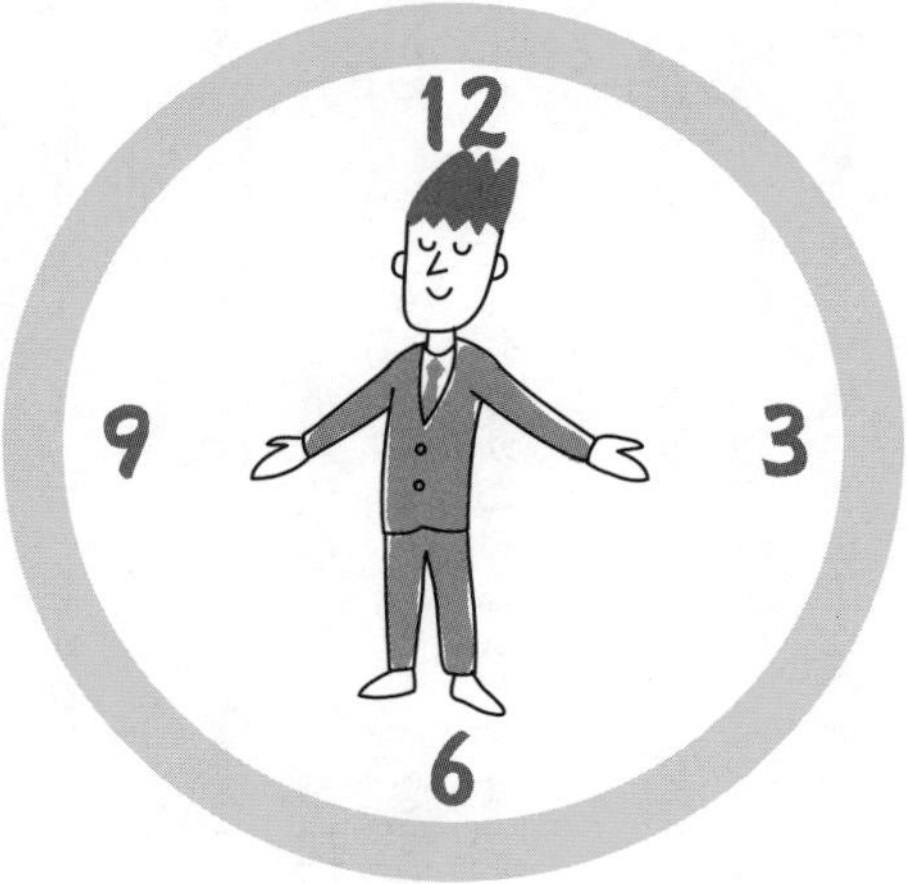

時間に余裕を持って行動し、自分を休ませる時間を先に確保しよう！

ようですが、れっきとした病気です。

職場高血圧は、特に中間管理職に多いことがわかっています。上司に怒られ、出来の悪い部下に腹を立て……、いつしか血圧がグングンと高くなってしまうのでしょう。

また、責任感の強い真面目な社員にも、職場高血圧が多いというデータがあります。ちょっとしたミスで落ち込み、なんとか挽回しようと必死に頑張ります。勤務時間が終わっても気持ちをリセットできずに、暗い気分を家に持ち帰る人もいます。仕事面では信頼がおける人材ですが、自分の健康面を考えると真面目すぎるといえましょう。

仕事が人生のすべてではありません。**時代は変わったのです。**

今は、仕事ばかりでもなく、趣味ばかりでもなく、趣味も仕事もバランスよく健康管理をできる人が、一番ハッピーなのです。

自分の時間も健康も、仕事と同等に大切に考えて、適度に自分を休めることができるようになるために、意識をアップデートしましょう。

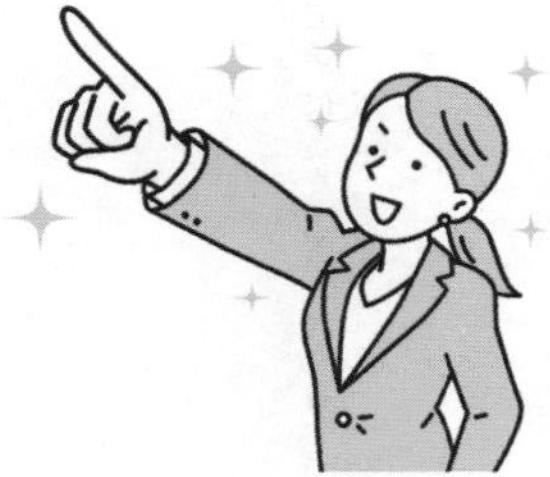

本書は、本文庫のために書き下ろされたものです。

板倉弘重（いたくら・ひろしげ）

芝浦スリーワンクリニック名誉院長、医学博士。

国立健康・栄養研究所名誉所員。東京大学医学部卒業。東京大学医学部第三内科入局後、カリフォルニア大学サンフランシスコ心臓血管研究所に留学。東京大学医学部第三内科講師を経て茨城キリスト教大学生活科学部食物健康科学科教授に就任。

退職後、品川イーストワンメディカルクリニック院長などを経て、現職。主な研究分野は脂質代謝、動脈硬化。

日本健康・栄養システム学会理事長、日本栄養・食糧学会名誉会員、日本動脈硬化学会名誉会員、日本ポリフェノール学会理事長。テレビなどメディア出演多数。著書にベストセラーとなった『ズボラでもラクラク！飲んでも食べても中性脂肪コレステロールがみるみる下がる！』（三笠書房《知的生きかた文庫》）などがある。

知的生きかた文庫

繊細《せんさい》でもラクラク！
1週間《しゅうかん》でおなか・胃腸《いちょう》はスッキリ強《つよ》くなる

著者　板倉弘重《いたくらひろしげ》
発行者　押鐘太陽
発行所　株式会社三笠書房
〒一〇二-〇〇七二 東京都千代田区飯田橋三-三-一
電話〇三-五二二六-五七三四〈営業部〉
〇三-五二二六-五七三一〈編集部〉
https://www.mikasashobo.co.jp
印刷　誠宏印刷
製本　若林製本工場

ISBN978-4-8379-8835-9 C0130